W0173680

Wenn dunkle Wolken
die Lebensfreude eintrüben

Dr. Christina Wiesemann

Wenn dunkle Wolken die Lebensfreude eintrüben

Der Selbsthilfe-Ratgeber gegen Depressionen

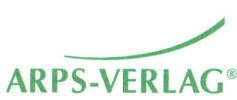

ARPS-VERLAG®

Bibliografische Information der Deutschen Nationalbibliothek
Die Deutsche Nationalbibliothek verzeichnet diese Publikation in der Deutschen Nationalbibliografie; detaillierte bibliografische Daten sind im Internet über http://dnb.ddb.de abrufbar.

Erste Auflage 2015
ISBN 978-3-939306-30-6
ISBN 978-3-939306-31-3 (E-Book)

www.arps-verlag.de

Ein wichtiger Hinweis:

Dieses Buch ist eine Anleitung zur Selbsthilfe. Es ersetzt keine eventuell notwendige Psychotherapie, ärztliche oder medikamentöse Therapie. Das Buch eignet sich jedoch als Ergänzung zu diesen Behandlungsverfahren.

Das Inhaltsverzeichnis

Vorwort

Liebe Leserin, lieber Leser,

wenn sich das Licht im Leben verdunkelt und Wolken die Lebensfreude eintrüben, dann können wir die bunten Farben und Schattierungen der Welt nicht mehr erkennen. Wir empfinden keine Freude an Aktivitäten, ziehen uns zurück und nehmen kaum noch am Leben teil. Alltägliche Aktivitäten kosten Kraft und Überwindung. Die Hoffnung und Zuversicht, dass sich diese Beschwerden jemals wieder ändern könnten, schwinden. Die Melodie unseres Lebens verstummt.

Klinische Erfahrungen und wissenschaftliche Studien belegen eindeutig, dass sowohl medikamentöse als auch psychotherapeutische Behandlungen wirkungsvoll helfen. Auch wenn Sie momentan nicht glauben können, dass es Ihnen bald wieder besser gehen könnte, kann ich Ihnen versichern, dass ein depressives Stimmungstief überwindbar ist.

Dieser Selbsthilferatgeber richtet sich an Menschen, die aktuell unter einem depressiven Stimmungstief leiden, bzw. diese Phase überwunden haben und nun ein Wiedererkranken verhindern möchten und an Angehörige und Freunde, die jemanden während eines Stimmungstiefs begleiten und hilfreich zur Seite stehen möchten.

In **Teil 1** erfahren Sie, was Sie über Depressionen und den Selbsthilfeansatz, der Ihnen in diesem Ratgeber vermittelt wird, wissen sollten: Wie erkennt man, ob man von einer Depression betroffen ist? Wie schwer ist Ihre Depression und warum sind Sie überhaupt krank geworden? Die sog. Kognitive Verhaltenstherapie gehört zu den wirkungsvollsten Psychotherapien, wenn es um die Behandlung von Depressionen geht. Diesen Ansatz werden Sie kennenlernen, denn er wird Ihnen später als Training zur Selbsthilfe vermittelt (Teil 2 - 4). Sie erfahren, welche Hirnregionen trainiert werden sollten, damit das Stimmungstief überwunden wird und wieder Freude ins Leben einkehrt.

Teil 2, 3 und 4 vermitteln Ihnen die wirksamsten Strategien der Kognitiven Verhaltenstherapie als Training. Dies bedeutet, dass Sie die Gelegenheit haben, die Strategien mit Hilfe von vielen praktisch angeleiteten Übungen Schritt für Schritt umzusetzen. Die praktische Umsetzung ist eine wichtige Voraussetzung dafür, dass das Selbsthilfetraining seine Wirkung entfalten kann.

In **Teil 5** werden wir gemeinsam eine Zwischenbilanz ziehen, um herauszufinden, was Sie durch das Training erreicht haben.

Teil 6 richtet sich an Angehörige und Freunde. Sie fühlen sich oft hilflos, würden jedoch gerne helfen. Aber wie? Welche Art von Unterstützung ist sinnvoll und welche nicht?

In **Teil 7** beschäftigen wir uns damit, wie Sie den Therapieerfolg beibehalten und wie Sie sich vor potenziellen Rückfällen schützen können.

„Aller Anfang ist schwer, doch tun Sie jeden Tag ein bisschen!"

Allein das Lesen dieses Selbsthilferatgebers wird nicht ausreichen, damit es Ihnen wieder besser gehen kann. Wie bei jeder Psychotherapie in meiner Praxis bin ich auf Ihre Mithilfe bei der Realisierung der einzelnen Schritte im Alltag angewiesen. Erfahrungsgemäß fällt es vielen Betroffenen anfangs schwer, damit zu beginnen, selbst aktiv zu werden, weil alles noch wie ein unüberwindbarer Berg erscheint. Doch seien Sie beruhigt, ich beabsichtige nicht, Sie zu überfordern. Wir werden nach dem Prinzip der kleinen Schritte vorgehen.

Mit kleinen überschaubaren Etappen wirkt der Berg nicht mehr so hoch. Wenn Sie glauben, dass Sie es nicht aus eigener Kraft schaffen können, dann scheuen Sie sich nicht, sich an einen Arzt oder Psychotherapeuten zu wenden, um sich helfen zu lassen.

Gehen Sie in den nächsten Wochen behutsam mit sich um und überfordern Sie sich nicht. Verlangen Sie nicht zu viel von sich, sondern erlauben Sie sich die notwendige Zeit zur Genesung. Bei einem grippalen Infekt können Sie auch nicht Ihre Wohnung putzen und bei einem Beinbruch können Sie auch nicht sofort wieder einen Marathon laufen. Auch wenn ein geliebter Mensch uns verlassen hat, benötigt es eine gewisse Zeit, bis wir darüber hinweg sind und unser inneres Gleichgewicht wiedergefunden haben. Eine Depression braucht, wie jede andere Erkrankung und jeder Schicksalsschlag, auch eine gewisse Zeit und Geduld, um zu genesen.

Es ist sehr wichtig, dass Sie, so gut es geht, aktiv daran mitwirken, dass es Ihnen wieder besser gehen kann. Der erste Schritt dazu ist bereits, dass Sie sich dieses Buch gekauft haben und begonnen haben, darin zu lesen. Erfahrungsgemäß werden Sie eine gewisse Zeit benötigen, um die Informationen, Anleitungen und Übungen zu verarbeiten, weil Sie wegen Ihrer Depression vermutlich nicht so konzentriert und motiviert sind, wie Sie es früher von sich gewohnt waren. Konzentration und Antrieb werden sich aber durch das regelmäßige Lesen in diesem Buch und die Anwendung der Übungen allmählich verbessern. Auch Zweifel, z. B. ob Sie es schaffen können, dieses Buch zu lesen oder gar Übungen umzusetzen, gehören zum Beschwerdebild einer depressiven Störung dazu. Vielleicht hilft es Ihnen zunächst einmal, meinem Ratschlag als Expertin zu folgen: Statt darüber nachzudenken, ob Sie überhaupt dazu fähig sind, probieren Sie es aus, jeden Tag ein bisschen zu tun.

Wie Sie am besten vorgehen

Dieser Selbsthilferatgeber ist ein therapeutisches Arbeitsbuch, d. h. die Informationen, Anleitungen und Übungen bauen aufeinander auf. Von daher ist es wichtig, dass Sie das Buch vom Anfang bis zum Ende durcharbeiten.

Machen Sie sich zunächst mit dem Inhalt des Buches vertraut, indem Sie täglich 4 mal 15 Minuten oder 2 mal 30 Minuten darin lesen, je nachdem, wie gut Sie sich schon konzentrieren können. Wichtig ist, dass Sie dies regelmäßig tun, also täglich. Bei den meisten Menschen, die unter einem Stimmungstief leiden, hellt die Stimmung erst im Laufe des Tages auf, während sie am Morgen zumeist einen Tiefpunkt erreicht. Wenn dies bei Ihnen auch der Fall ist, empfehle ich Ihnen, vormittags nur einen kurzen Abschnitt zu lesen und das Pensum langsam zu steigern. Beschäftigen Sie sich lieber am Nachmittag intensiver mit dem Buch, wenn es Ihnen leichter fällt, sich zu überwinden und zu konzentrieren.

Erst wenn Sie sich mit dem Buch ein wenig vertraut gemacht und einen kleinen Überblick bekommen haben, worum es geht, beginnen Sie allmählich mit dem praktischen Training (Teil 2 - 4). Ob es eine Sportart, ein Musikinstrument oder neue Denk- und Verhaltensmuster zur Überwindung eines depressiven Stimmungstiefs sind – Neues zu erlernen, erfordert Übung und Geduld.

Für Teil 2 bis 4 des Trainings benötigen Sie erfahrungsgemäß ca. zwölf Wochen, wenn Sie es schaffen, regelmäßig – am besten täglich – die Übungsanweisungen umzusetzen. Rechnen Sie mit ca. vier Wochen für jeden Teil des Trainings.

Während Sie die Übungen durchführen, werden Sie vermutlich Tage erleben, an denen es Ihnen schlechter gehen wird, und andere Tage, an denen es Ihnen besser gehen wird. Diese Stimmungsschwankungen sind bei Depressionen ganz normal. Vielleicht denken Sie, dass nach ein paar besseren Tagen ein erneuter Stimmungseinbruch der Beweis dafür ist, dass Sie noch genauso tief in der Depression festhängen und Ihre Bemühungen sinnlos sind und nichts nützen. Eine erneute Stimmungsverschlechterung ist kein Grund dafür, die therapeutischen Anweisungen über Bord zu werfen und die begonnene Eigeninitiative einzustellen. Arbeiten Sie in kleinen Schritten weiter daran, den Teufelskreis der Depression zu durchbrechen, denn

Stimmungsschwankungen sind auf dem Weg der Besserung ganz gewöhnliche Phänomene. Es wird auch wieder bessere Tage geben.

Sie finden bei den meisten Übungen Platz für Ihre Notizen. Wissenschaftliche Studien belegen, dass diejenigen, die sich regelmäßig schriftlich mit den therapeutischen Informationen und Übungen auseinander setzen, erfolgreicher bei den anstehenden Veränderungsprozessen abschneiden. Patienten, die bei mir eine Psychotherapie durchführen, bringen ihre schriftlichen Notizen zu jeder Therapiesitzung mit, damit wir gemeinsam ihre Erfahrungen mit den therapeutischen Übungen besprechen können. Viele Übungen der Kognitiven Verhaltenstherapie sind ohne schriftliche Aufzeichnungen nicht Erfolg versprechend.

Damit Sie überprüfen können, inwieweit Sie die neuen Informationen verinnerlicht haben, gibt es am Ende von Teil 1 bis 4 eine Lernerfolgskontrolle.

Die folgenden Symbole markieren Textabschnitte mit besonderen Inhalten:

Dieses Symbol bedeutet „wichtige Information".
Einen Text, der mit diesem Symbol gekennzeichnet ist, sollten Sie unbedingt lesen.

Dieses Symbol bedeutet „Übung".
Ein Text, der mit diesem Symbol gekennzeichnet ist, markiert eine praktische Übung, die Sie auf jeden Fall umsetzen sollten.

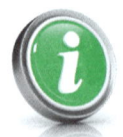

Dieses Symbol bedeutet
„unterhaltsame Information".
Ein Text, der mit diesem Symbol gekennzeichnet ist, enthält lesenswerte Hintergrundinformationen.

Vielleicht fragen Sie sich, ob Ihnen dieser Selbsthilferatgeber überhaupt helfen kann. Diese Frage kann ich Ihnen aus der Ferne nicht beantworten. Es hängt ganz entscheidend von der Schwere Ihrer Depression ab und Ihrer Bereitschaft zur Umsetzung der therapeutischen Anweisungen. Wenn Sie jedoch das Gefühl haben, dass dieses Buch allein Ihnen zu wenig Hilfestellung bietet, dann bedeutet dies nicht, dass Ihnen nicht geholfen werden kann und Sie ein hoffnungsloser Fall sind. Solche Zweifel sollten Sie eher als ein Signal verstehen, ärztliche oder psychotherapeutische Hilfe in Anspruch zu nehmen, denn bei einer Depression handelt es sich um eine ernst zu nehmende Erkrankung. Viele Menschen sind im Laufe ihres Lebens davon betroffen und lassen sich behandeln – Sie sind also nicht allein damit. Überwinden Sie sich zu diesem Schritt.

Ich wünsche Ihnen, dass dieser Selbsthilferatgeber dabei hilft, wieder Licht in Ihr Leben zu bringen und Freude zu empfinden. Ich unterstütze Sie mit aller Kraft, die ich in die schriftlichen Worte hineinlegen kann. Vielleicht können Sie etwas nachsichtig mit sich sein und sich die Zeit zur Genesung erlauben, die Ihre Krankheit braucht. Sie können – wie unzählige Betroffene es auch schon geschafft haben – Ihre depressive Phase überwinden.

Lassen Sie uns gemeinsam die dunklen Wolken vertreiben, damit die Melodie der Lebensfreude wieder in Ihnen anklingt.

Ihre Dr. Christina M. Wiesemann

Teil 1: Das Grundlagenwissen – Was Sie über Depressionen und den Selbsthilfeansatz wissen sollten

Depressionen gelten unter Experten als Volkskrankheit der Industrienationen:

- Die Arbeitsfehltage aufgrund psychischer Erkrankungen steigen kontinuierlich.
- Erwerbstätige ohne Berufsausbildung sind stärker betroffen als Menschen, die einen Beruf ausüben, der ihnen Anerkennung bietet.
- Frauen sind häufiger wegen psychischer Störungen krankgeschrieben als Männer.
- Die unipolare Depression (➡ S. 20) gilt als häufigste psychische Störung.
- Prognosen zufolge ist diese Erkrankung auf dem Vormarsch. 2020 könnte die depressive Störung nach Herz-Kreislauf-Erkrankungen die zweithäufigste Erkrankung weltweit sein.

Doch was ist für diesen Trend verantwortlich? Es gibt nicht nur eine Ursache. Sicher spielt die verbesserte Erkennung der depressiven Erkrankung eine Rolle. Doch Gesundheitsexperten gehen davon aus, dass es dem Stress und der Überforderung unserer modernen Gesellschaft geschuldet ist, dass so viele Menschen zunehmend von Depressionen betroffen sind. Leistungsdenken, Flexibilität, Selbstbeherrschung, rasante gesellschaftliche Veränderungen prägen unseren Lebensstil, während stabile Lebensbedingungen schwinden. Wenn die eigenen Bewältigungsmechanismen nicht mehr greifen, kommt eine Abwärtsspirale in Gang, die schließlich in einer Depression münden kann.

Wegen dieser rasanten Entwicklung versuchen verschiedene Initiativen, diesen Trend aufzuhalten. Sowohl von der Weltgesundheits-Organisation (WHO) als auch in der EU gibt es mittlerweile große Anstrengungen, um Patienten durch entsprechende Aktionsprogramme besser zu versorgen.

Das Bundesministerium für Bildung und Forschung hat 1999 ein bundesweites Kompetenznetz „Depression/Suizidalität" mit viel Geld gefördert. Ein zentrales Anliegen solcher Initiativen ist es, die Bevölkerung besser aufzuklären.

Ohne Zweifel ist Aufklärung enorm wichtig, damit sich Betroffene frühzeitig behandeln lassen. Nichtsdestotrotz besteht verständlicherweise eine große Hürde, einen Arzt aufzusuchen, wenn man nicht von einer körperlichen, sondern von einer psychischen Erkrankung betroffen ist. Wer einen Facharzt für Psychiatrie aufsucht, bekommt meistens ein Psychopharmakon verordnet, dessen Einnahme oft mit Skepsis begegnet wird. Trotzdem wünschen die Betroffenen Hilfe, um wieder mit mehr Freude am Leben teilzunehmen. Falls es Ihnen auch so geht, wird Ihnen dieser Selbsthilfe-Ratgeber konkrete Wege aufzeigen, wie Sie Ihr Stimmungstief überwinden können.

Eine Anleitung zur Selbsthilfe bedeutet, dass Sie in die Lage versetzt werden, mit eigenen Fähigkeiten die als belastend empfundenen Beschwerden der Depression zu lindern bzw. diese Episode Ihres Lebens vollkommen zu überwinden. Was benötigen Sie dazu? Dieser Frage werden wir in Teil 1 genau auf den Grund gehen: Die erste Voraussetzung dafür ist, dass Sie über Ihre Erkrankung gut informiert sind (1.). Die zweite Voraussetzung ist, dass Sie Ihre Beschwerden selbst einschätzen können (2.). Falls Sie von Suizidgedanken betroffen sind, sollten Sie wissen, wie Sie damit umgehen sollten (3.). Vermutlich beschäftigen Sie sich mit der Frage, warum Sie krank geworden sind (4.). Sie benötigen eine Vorgehensweise, die Sie als Selbsthilfeansatz umsetzen können. Dafür eignet sich die sog. Kognitive Verhaltenstherapie (KVT) besonders gut (5.). Indem Sie allmählich neue Fähigkeiten aufbauen, verändert sich auch die Aktivität in den durch die Depression beeinträchtigten Hirnarealen (6.). Mit Hilfe einer Lernerfolgskontrolle (7.) können Sie überprüfen, inwieweit Sie die Informationen verinnerlicht haben.

1. Was unterscheidet ein gewöhnliches Stimmungstief von einer Depression?

Menschen, die unter Depressionen leiden, sind nicht nur traurig und deprimiert. Dass sich nur die Gefühlswelt verändert hat, ist ein falsches Bild. Doch was unterscheidet ein gewöhnliches Stimmungstief, das jeder hin und wieder kennt, von einer echten Depression? Woran liegt es, dass Depressionen auf dem Vormarsch sind? Nach dem Schweregrad der depressiven Beschwerden sollte auch die Behandlung ausgerichtet sein. Nur, wie kann man den Schweregrad ermitteln? Diese Fragen werden Ihnen im Folgenden beantwortet.

Das Leiden von Menschen mit einer depressiven Störung ist viel umfangreicher und tiefgreifender als ein gewöhnliches Stimmungstief, von dem man sagt „Ich bin heute nicht so gut drauf, das kommt ja bei jedem Menschen mal vor."
Die Betroffenen fühlen sich vielmehr wie in ihrer Krankheit gefangen, ohne einen Ausweg daraus zu erkennen. Wenn jemand sich depressiv fühlt, dann ist nicht nur die Stimmung beeinträchtigt, sondern diese Person denkt und handelt anders. Auch ihre körperliche Befindlichkeit erlebt sie als verändert. Bei einer Depression handelt es sich nicht um ein Stimmungstief, das bald von allein wieder verschwindet. Der folgende Fall zeigt, wie umfassend das Leiden den gesamten Menschen betrifft.

Fall 1

Theresa B. ist 35 Jahre alt. Sie kommt auf Zuweisung ihrer Hausärztin in meine Psychotherapie-Praxis und berichtet: „Ich fühle mich seit Monaten kraftlos, total erschöpft und wie leer. Ich kann mich zu nichts aufraffen. Selbst mit unserem Hund gehe ich nicht mehr vor die Tür. Mein Mann kennt das nicht von mir, weil ich immer gerne mit in den Park gegangen bin. Nachts schlafe ich unruhig, weil mich ständig Gedanken quälen.

Morgens fühle ich mich dann völlig erschlagen und kraftlos. Ich kann nicht aufstehen. Am Nachmittag geht es mir etwas besser, aber die Unruhe bleibt. Ich kann nicht mehr abschalten. Mein Mann versucht, mich aufzumuntern, doch es interessiert mich nicht. Ich bin eine Last für ihn. Ich weiß nicht mehr, wie das weitergehen soll..."

Wenn ein Patient meine Praxis aufsucht und seine Beschwerden schildert, dann geht es zunächst darum, zu erkennen, um welche psychische Störung es sich handelt. Bei Theresa B. liegt es auf der Hand, dass es sich nicht um einen gewöhnlichen Stimmungsblues handelt, sondern eindeutig um eine depressive Störung. Sie klagt über Niedergeschlagenheit, Freudlosigkeit, einem Morgentief, Interessenverlust sowie Mangel an Eigeninitiative, selbst bei angenehmen Aktivitäten. Energie- und Kraftlosigkeit, innere Unruhe, Schlafstörungen sowie negative und pessimistisch getönte Gedanken zeigen sich im Erleben dieser Patientin. Ihre Symptome dauern bereits Monate an. Bei einer Depression ist es typisch, dass die Beschwerden mindestens länger als zwei Wochen bestehen.

Jeder Arzt und Psychotherapeut benutzt zur Feststellung der Diagnose ein einheitliches Klassifikationssystem, das sog. ICD-10, die Internationale Klassifikation psychischer Störungen. Mit Hilfe des ICD-10 lassen sich die Beschwerden gemäß bestimmter Kriterien einordnen, sodass man bei einem depressiven Beschwerdebild z. B. verschiedene Arten und Ausprägungen unterscheiden kann. Es gibt also nicht nur eine einzige Depression. Depressionen gehören zu den so genannten „Affektiven Störungen". Die jeweilige Diagnose kann mit Hilfe des ICD-10 mit einem Buchstaben am Anfang und einer Ziffernfolge verschlüsselt werden. Die verschiedenen affektiven Störungen haben die Ziffer F3. Nachfolgende Ziffern bezeichnen genau, um welche Depression es sich konkret handelt, ob sie einmalig auftritt, wiederholt oder dauerhaft besteht bzw., ob sie als leicht, mittelgradig oder als schwer einzuordnen ist.

Nun möchte ich Ihnen die wichtigsten Depressionsarten des ICD-10 vorstellen:

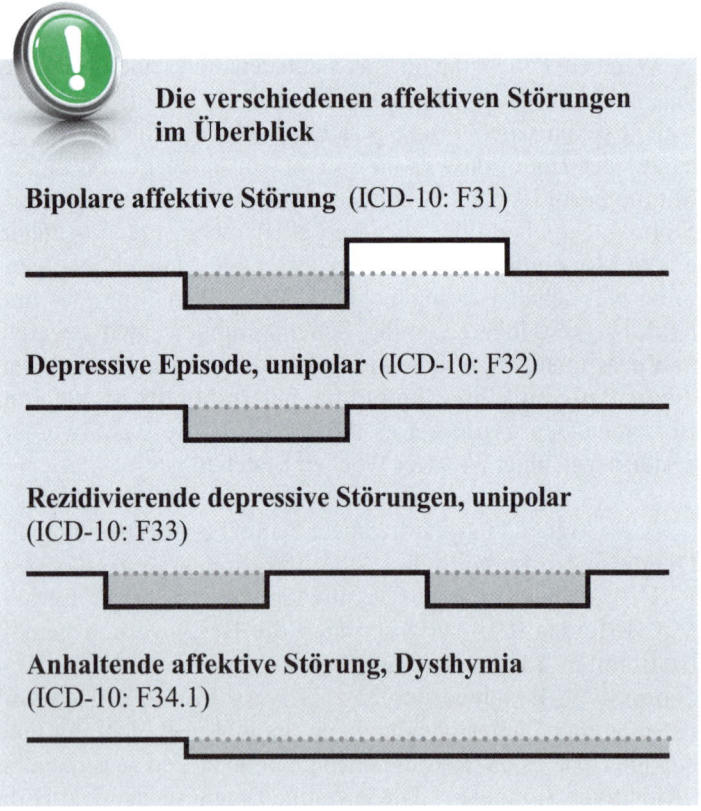

Die verschiedenen affektiven Störungen im Überblick

Bipolare affektive Störung (ICD-10: F31)

Depressive Episode, unipolar (ICD-10: F32)

Rezidivierende depressive Störungen, unipolar (ICD-10: F33)

Anhaltende affektive Störung, Dysthymia (ICD-10: F34.1)

Im ICD-10 unterscheidet man eine erstmals vorkommende depressive Episode von den wiederholt auftretenden depressiven Episoden. Eine erstmals auftretende Episode wird mit der Ziffer

F32 kodiert. Wenn mehr als eine Krankheitsphase vorkommt, dann handelt es sich um eine sog. rezidivierende depressive Störung, die mit der Ziffer F33 verschlüsselt wird. Außerdem gibt es die dauerhaften leichten depressiven Stimmungsbilder, die nur selten stark genug ausgeprägt sind, um das Ausmaß einer abgegrenzten Episode zu erreichen. Diese Patienten sind in der Regel in der Lage, die alltäglichen Anforderungen des Lebens zu bewältigen. In dem ICD-10 werden sie als Dysthymia bezeichnet und mit der Ziffer F34.1 kodiert. Eine Dysthymia muss über mehrere Jahre vorliegen, um diese Diagnose zu stellen. In dieser Zeit kommen durchaus Perioden normaler Befindlichkeit vor. Gewöhnlich beginnt diese dauerhafte leichte Art der Depression bereits im frühen Erwachsenenalter. Eher selten kommt ein anderes Beschwerdebild vor: die sog. bipolare affektive Störung. Hier wechseln sich Episoden gehobener oder gereizter Stimmung mit depressiven Phasen ab. Bei der sog. unipolaren Depression leiden die Patienten ausschließlich unter abgrenzbaren depressiven Phasen.

Wie Sie bereits am Beispiel von Theresa B. erfahren haben, äußert sich eine Depression nicht ausschließlich in der Stimmungs- und Gefühlswelt. Das Leiden ist sehr viel umfassender. Auch die Gedanken, das Verhalten und das körperliche Erleben sind in Mitleidenschaft gezogen.

Sie haben vermutlich während Ihrer Depression schon bemerkt, dass Ihre **Gedanken** pessimistischer und negativer Natur sind. Meistens kreisen die negativen Gedanken immer in denselben Bahnen, ohne dass neue Aspekte das Denken erhellen. Es ist ein „Dauernd-Dasselbe-Wiederkäuen". Vielen Betroffenen fällt es schwer, solche Gedankenabläufe zu unterbrechen, um sie in eine andere Richtung zu lenken. Sehr häufig sind es Selbstvorwürfe und Gedanken um die eigene Schuld, die ein negatives, schlechtes Selbstbild aufbauen. Nicht nur die eigene Person wird negativ bewertet, sondern auch die Welt und die

Zukunft. Dieses Grübeln um ständig die gleichen Inhalte verhindert häufig die Entscheidungsfindung. Selbst kleine Entscheidungen im Alltag werden als schwierig und unüberwindbar eingeschätzt. Auch Gedanken an Ausweglosigkeit und Suizid können sich aufdrängen und als sehr belastend empfunden werden. Die Folge dieser negativen Gedanken sind starke negative Gefühle und Verhaltensmuster, die in Passivität münden.

Schauen wir uns die negativen **Gefühle** einmal genauer an: Eine traurige Grundstimmung ist häufig das Resultat, wenn wir ständig daran denken, dass wir unfähig und wertlos sind. Wenn Sie beispielsweise denken, dass Sie sowieso nichts können und deswegen auch nicht fähig sind, den Alltag zu bewältigen, dann werden Sie sich auch deprimiert und traurig fühlen. Wie Sie später sehen werden, ist das negative Denken, insbesondere Pessimismus, eine Ursache für eine depressive Gefühlslage. Häufig belasten Patienten Schuldgefühle, selbst wenn es keinen aktuellen Anlass dafür gibt, sich schuldig zu fühlen. Traurigkeit ist an sich nicht als depressives Gefühl zu bewerten, denn sie ist in bestimmten Situationen eine normale und angemessene Reaktion, z. B., wenn eine geliebte Person gestorben ist oder eine Prüfung fehlgeschlagen ist, auf die man sich lange vorbereitet hatte.

Nach einer gewissen Zeit überwinden wir solche Verluste und das traurige Gefühl lässt von allein nach. Bei der Depression ist es anders: Die Traurigkeit verstärkt sich mehr und mehr. Sie wird zunehmend als bedrückend und lähmend empfunden. Häufig kommen auch Angstgefühle hinzu, die zumeist als diffus erlebt werden. Oft wird kaum noch Freude erlebt und Lustlosigkeit macht sich breit. Manche Patienten empfinden eine tiefe Gleichgültigkeit und Gefühllosigkeit gegenüber sich selbst und anderen. So fühlen sie keine Liebe und Zuneigung mehr gegenüber ihrem Partner, den Kindern, anderen Angehörigen und Freunden. Diese Gefühle koppeln sie ungewollt von den Menschen ab, die ihnen im Grunde viel bedeuten.

Zusätzlich ist auch das **Verhalten** und Handeln während einer depressiven Episode in Mitleidenschaft gezogen. Die meisten Betroffenen neigen wegen ihrer Denkmuster dazu, Dinge aufzuschieben, und verhalten sich eher passiv. Von ihren Mitmenschen ziehen sie sich zurück, sie geben ihre früheren Interessen und Hobbys auf, sodass sich der Aktionsradius immer mehr verkleinert. Der Belohnungswert solcher Aktivitäten bietet kaum noch Anreize. Frau B. zeigte z. B. kein Interesse mehr an Spaziergängen mit ihrem Hund im Park. Selbst die Aufmunterungsversuche ihres Ehemannes wirkten nicht mehr. Sie blieb im Bett und grübelte. Etliche Patienten versuchen am Anfang noch, ihren Verpflichtungen nachzukommen, und zwingen sich geradezu, möglichst allen vermeintlichen Erwartungen gerecht zu werden. Doch in ihrem Bestreben, es anderen Menschen Recht zu machen, überfordern sie sich zusätzlich. Eigene Bedürfnisse und angenehme, ausgleichende Aktivitäten werden zunehmend eingestellt. Und dann kommt es ab einem gewissen Punkt zu einem Umschwung in die Passivität. Das Zutrauen in die eigenen Fähigkeiten sinkt.

Das **körperliche Befinden** ist durch Energielosigkeit gekennzeichnet. Depressive fühlen sich oft schlapp, müde und kraftlos. Einerseits besteht ein großes Schlafbedürfnis, andererseits ist der Schlaf gestört. Das Einschlafen und Durchschlafen gelingen oft nicht mehr. Morgens wacht man früh auf, obwohl man sich noch gerädert und unausgeschlafen fühlt. Zusätzlich leiden etliche Betroffene unter Schmerzen, wie Kopf-, Rücken-, Herz- oder Magenschmerzen, ohne dass es einen körperlichen Befund dafür gibt. Auch Verstopfung oder Durchfall kommen vor. Viele Patienten verlieren innerhalb von wenigen Wochen oder Monaten an Körpergewicht, weil sie keinen Appetit verspüren. Mitunter kommt es auch zu einer Gewichtszunahme. Sehstörungen, Schwindel, Druckgefühl in Brust und Hals sind ebenfalls Beispiele dafür, dass das körperliche Gleichgewicht aus dem Lot geraten ist.

Wie Sie sehen, äußern sich Depressionen auf den verschiedenen Ebenen des Erlebens: im Denken, im Fühlen, im Verhalten und im körperlichen Befinden. Diese Ebenen stehen in enger Verbindung zueinander und verstärken sich im Sinne eines Teufelskreises oder einer Spirale der Depression, aus denen die Betroffenen nicht ohne Weiteres einen Ausweg finden können.

Das veränderte Denken gilt als ein wesentlicher Aspekt für das Fühlen und Handeln. Deswegen ist es wichtig, dass Sie lernen, Ihre Gedankenwelt so zu verändern, dass Sie wieder Einfluss auf die verschiedenen Symptome der Depression gewinnen. Doch auch die anderen Ebenen des Erlebens dürfen nicht außer Acht gelassen werden. So sollten allmählich wieder angenehme Aktivitäten aufgebaut werden, um die Depressionsspirale zu durchbrechen.

Verurteilen Sie sich nicht dafür, dass Sie krank sind. Bringen Sie sich nicht in eine paradoxe Situation, die unlösbar erscheint, indem Sie Dinge von sich verlangen, die Sie jetzt noch nicht vollkommen erfüllen können und die Ihre depressiven Gefühle nur noch weiter verstärken. Gönnen Sie sich nach einer Anstrengung bewusst eine Pause. Trinken Sie einen Kaffee oder einen Tee. Sie müssen den Berg, den Sie vor Ihren Augen sehen, nicht an einem Tag überwinden, sondern können den Aufstieg in kleinen Etappen unternehmen. Auch ganz kleine Schritte führen Sie sicher ans Ziel.

Wer diese Botschaft der Depression hört und ernst nimmt, kann sein depressives Erleben als Erfahrung nutzen, sodass die Erkrankung einen günstigen Verlauf nehmen kann. Deshalb ist es wichtig, die Krankheit rechtzeitig zu erkennen und zu lernen, sie zu akzeptieren. Wer sich zu sehr unter Druck setzt und sich dieser Erfahrung verschließt, läuft Gefahr, sich die notwendige Regeneration, die das gestresste System braucht, nicht zu gestatten. Depressive Symptome sind demzufolge eine biologisch sinnvolle Reaktion auf Überforderung.

2. Wie schwer ist meine Depression?

Wenn ein Arzt oder Psychotherapeut bei Ihnen festgestellt hat, dass es sich um eine depressive Episode und nicht um eine andere Erkrankung handelt, geht es darum, den Schweregrad zu ermitteln, um eine adäquate Therapie einzuleiten. Wie schwer sind Ihre Beschwerden momentan? Um dies herauszufinden, verwenden Psychotherapeuten Depressionsfragebögen.

Häufig wird dem Patienten Becks Depressionsinventar (BDI) vorgelegt. Der Patient schätzt die typischen Symptome der letzten beiden Wochen auf einer Skala ein. Die Antworten werden zu einem Summenwert addiert und mit Referenzwerten verglichen. Auf diese Weise kann der Schweregrad der Depression ermittelt werden. Bei jeder Art von Therapie sollte die Ausprägung der Depression nicht nur anfangs, sondern auch später in gewissen zeitlichen Abständen erhoben werden, um zu prüfen, ob eine Besserung eingetreten ist oder nicht.

Zu Beginn jeder Behandlung haben solche Einschätzungen einen hohen diagnostischen Wert. Im ICD-10, das der Einordnung von Krankheiten dient, wird neben der Art der Depression (F31, F32, F33) die Schwere der depressiven Episode mit einer zusätzlichen Ziffer am Ende des Verschlüsselungscodes dargestellt. Die Ziffern 0, 1 oder 2 werden mit zunehmender Schwere der Beschwerden verwendet. Die Zahl „0" bedeutet leicht, die Zahl „1" bedeutet mittelgradig und die Zahl „2" bedeutet schwer. Bei einem Patienten mit der folgenden ICD-10-Kodierung „F32.0" liegt demnach eine einmalige depressive Episode in leichter Ausprägung vor.

Ich möchte Ihnen nun einen Kurzcheck vorschlagen, der es Ihnen ermöglicht, den Schweregrad Ihrer depressiven Beschwerden einigermaßen zuverlässig zu beurteilen.

Übung 1
Depressions-Kurzcheck

Lesen Sie die nachfolgenden Aussagen und überlegen Sie, inwieweit diese in den letzten zwei Wochen auf Sie zugetroffen haben. Benutzen Sie dazu eine Skala von 0 bis 3.

Wenn die jeweilige Aussage
gar nicht auf Sie zutrifft, dann vergeben Sie dafür   0 Punkte
wenn sie teilweise zutrifft   1 Punkt
wenn sie überwiegend zutrifft   2 Punkte
und wenn sie völlig zutrifft, dann vergeben Sie   3 Punkte

Kreuzen Sie jeweils an:
1. Alles erscheint mir sehr sinnlos.   `0 1 2 3`
2. Ich kann nicht mehr richtig schlafen.   `0 1 2 3`
3. Ich bin äußerst unkonzentriert oder
   kann mir nur wenig merken.   `0 1 2 3`
4. Ich fühle mich sehr unglücklich
   und deprimiert.   `0 1 2 3`
5. Ich fühle mich minderwertig.   `0 1 2 3`
6. Ich leide unter sehr starken
   Schuldgefühlen.   `0 1 2 3`
7. Ich habe keine Hoffnung, dass
   sich mein Zustand je bessern wird.   `0 1 2 3`
8. Ich grüble sehr viel, bzw. es gelingt
   mir kaum, mich von belastenden
   Gedanken zu befreien.   `0 1 2 3`
9. Es kostet mich große Überwindung,
   alltägliche Dinge zu tun.   `0 1 2 3`
10. Es fällt mir sehr schwer, alltägliche
    Entscheidungen zu treffen.   `0 1 2 3`

11. Ich denke daran, mir das Leben zu nehmen. `0` `1` `2` `3`

12. Selbst an Dingen, die mir früher Spaß
gemacht haben, habe ich das Interesse
verloren. `0` `1` `2` `3`

13. Ich ziehe mich von anderen Menschen
zurück. `0` `1` `2` `3`

14. Morgens fühle ich mich meistens erschöpft. `0` `1` `2` `3`

15. Ich bin von einer inneren Unruhe
getrieben oder andere körperliche
Beschwerden plagen mich, für die es
keinen medizinischen Befund gibt
(z. B. Sehstörungen, Schwindel,
Druckgefühl im Hals oder in der Brust,
Verdauungsstörungen, Schmerzen). `0` `1` `2` `3`

16. Ich habe kaum Appetit oder mehrere
Kilo an Körpergewicht verloren,
ohne abnehmen zu wollen. `0` `1` `2` `3`

Wenn Sie alle Aussagen angekreuzt haben, dann zählen Sie die
Punkte am Ende zusammen, sodass sich eine Gesamtpunktzahl
ergibt. Tragen Sie die Gesamtpunktzahl hier ein:

Gesamtpunktzahl:	Schweregrad der Depression:
0-12 Punkte	keine Depression bzw. normale Stimmungsbeeinträchtigung
13-24 Punkte	leichte Depression
25-36 Punkte	mittelgradige Depression
37-48 Punkte	schwere Depression

Vergleichen Sie Ihren Gesamtwert mit der Tabelle und tragen
Sie den ermittelten Schweregrad hier ein:

Die Höhe der Gesamtpunktzahl dient der besseren Selbsteinschätzung und gibt Ihnen einen Anhaltspunkt dafür, ob Sie momentan auf eigene Faust versuchen sollten, mit diesem Selbsthilferatgeber an einer Besserung Ihrer Beschwerden zu arbeiten, oder ob Sie zusätzlich professionelle Hilfe benötigen. Wenn Sie einen Gesamtwert erreicht haben, der auf eine mittelgradige oder schwere Depression hinweist, dann empfehle ich Ihnen, einen Psychotherapeuten oder einen Facharzt für Psychiatrie aufzusuchen, da es sinnvoll ist, eine professionelle Unterstützung in Anspruch zu nehmen. Trotzdem können Sie diesen Selbsthilferatgeber nutzen und die Anleitungen in Absprache mit Ihrem Psychotherapeuten oder Arzt begleitend umsetzen.

Bei einer leichten depressiven Episode können Sie versuchen, ohne Begleitung eines Experten die Anleitungen dieses Selbsthilferatgebers zu befolgen. Achten Sie jedoch darauf, die Übungen genau nach den Anleitungen durchzuführen.

3. Suizidgedanken und wie Sie damit umgehen sollten

In diesem Winter – kurz vor der Fertigstellung dieses Buches – hatte ich im Rahmen einer Fortbildung die Gelegenheit, eine Palliativstation zu besuchen. Die Oberärztin, die über ihre Arbeit mit Menschen im letzten Abschnitt ihres Lebens berichtete, konnte auf dreißig Jahre Erfahrung zurückblicken. Sie berichtete offen von ihren ganz persönlichen Erfahrungen mit den schwerst kranken Patienten, deren Lebenserwartung nicht länger als drei Monate beträgt. Die meisten Patienten haben unheilbare Tumore und mitunter starke Schmerzen zu ertragen. Die wichtigste Frage vor der Aufnahme an die Patienten ist: „Was erwarten Sie von uns?" Die Mitarbeiter versuchen möglichst alle Wünsche der Kranken zu erfüllen. Etliche Patienten haben vor allem Angst vor dem Alleinsein beim

Sterben und ihren Angehörigen zur Last zu fallen, weshalb sie möglichst schnell sterben möchten. Während des stationären Aufenthalts ändert der Patient jedoch seine Erwartung und wünscht sich, z. B. Weihnachten im Kreise der Familie verbringen zu können. Genau diese Ambivalenz zwischen dem Wunsch, einerseits schnell zu sterben, und andererseits dem Wunsch, doch noch länger zu leben, um schöne Momente erleben zu können, war aus Sicht der Oberärztin das Hauptargument gegen den endgültigen Schritt der aktiven Sterbehilfe, die momentan in der Politik kontrovers diskutiert wird. Auch Patienten, die unter depressiven Beschwerden leiden und von Suizidgedanken geplagt werden, pendeln an den schlechteren und besseren Tagen zwischen diesen beiden Polen.

Suizidgedanken sind ein häufiges Symptom einer schweren depressiven Episode und in jedem Fall ernst zu nehmen. Sie sind ein Zeichen dafür, dass Sie sich in Behandlung begeben sollten, um diese Phase zu überstehen. Manche denken: „Es wäre für mich und alle anderen das Beste, wenn ich gar nicht mehr da wäre." Diese Gedanken sind ein Zeichen der Hilflosigkeit und Hoffnungslosigkeit. Es scheint unmöglich, jemals wieder das dunkle Tal der Depression verlassen zu können. Das, was früher wertvoll war und Licht ins Leben brachte, ist momentan durch die dunklen Wolken der Depression vollkommen überschattet. Hinter den Wolken gibt es aber auch eine Sonne. Sie können sie momentan nur nicht sehen. Doch sie ist da. Es dauert noch eine gewisse Zeit, bis die Erkrankung vorüber geht und Sie wieder das Licht sehen können, das unser Leben ausmacht. Jede depressive Phase geht vorüber. Auch ganz schwere Depressionen sind behandelbar, mit Psychotherapie, Medikamenten und vielen weiteren Behandlungsmöglichkeiten, die Sie vielleicht noch nicht kennen. Bei meiner Arbeit als Psychotherapeutin erlebe ich regelmäßig, dass Patienten im Nachhinein dankbar sind, dass ihnen geholfen wurde, diese schwere Lebenskrise zu überwinden und sie sich wieder an ihrem Leben freuen können.

Wenn Sie von Suizidgedanken betroffen sind, dann ist es an der Zeit, dass Sie sich jetzt überwinden sollten, sich helfen zu lassen. Begeben Sie sich in die Hände eines Facharztes für Psychiatrie und versuchen Sie, offen über Ihre quälenden Gedanken zu sprechen.

Wie Sie mit Suizidgedanken umgehen können

1. Vergegenwärtigen Sie sich, dass Suizidgedanken nicht bedeuten, dass Sie tatsächlich nicht mehr leben wollen. Sie sind ein Symptom einer Depression. Viele Menschen, die unter Depressionen gelitten haben, sind im Nachhinein dankbar und erleichtert, dass sie sich nicht das Leben genommen haben.

2. Überwinden Sie sich, mit einem Arzt Ihres Vertrauens darüber zu reden und lassen Sie sich in eine fachärztliche Behandlung überweisen. Es gibt sehr viele Möglichkeiten, Depressionen zu behandeln.

3. Machen Sie sich klar, dass ein Suizid endgültig ist, während es sich bei einer depressiven Episode um eine vorübergehende Zeit in Ihrem Leben handelt.

4. Wenn Sie Kinder, einen Partner oder jemanden haben, den Sie lieben oder dem Sie sich verbunden fühlen, dann denken Sie daran, dass ein Suizid für diese Menschen sehr viel belastender wäre als die Tatsache, dass Sie vorübergehend krank sind.

5. Wenn Sie an Gott oder an einen höheren Sinn unserer Existenz glauben, dann kann Ihnen Ihr Glaube helfen, diese Phase zu überstehen.

Am Ende der Fortbildung hatte ich die Gelegenheit, in den Jahrbüchern der Palliativstation zu lesen. Viele der Angehörigen hatten nach dem Tod ihres geliebten Menschen ihre ganz persönlichen Gefühle in ergreifenden Worten hinterlassen. Ich hielt den Band von 1999 in meinen Händen und war sehr betroffen und gerührt von dem, was ich las. Zwei Zitate möchte ich Ihnen ans Herz legen:

„Dein Leben ist wie ein Tag. Gelassen darfst Du am Ende des Tages den Sonnenuntergang genießen, der Dich auf den neuen Tag hoffen lässt."

„Ewiges Leben ist unser Ziel, aber irdisches Leben liegt in unserer Verantwortung."

4. Warum bin gerade ich depressiv?

Diese Frage wird mir häufig von Patienten gestellt. Depressionen gehören zu den häufigsten psychischen Erkrankungen unserer Zeit. Außerdem hat die Tendenz dazu in den letzten Jahren deutlich zugenommen. Man findet sie in allen Altersgruppen und Bevölkerungsschichten. Es ist jedoch auffällig, dass Frauen viel häufiger von Depressionen betroffen sind als Männer. Von drei depressiven Personen sind zwei Frauen gegenüber einem Mann erkrankt. Im Laufe des Lebens erkranken in etwa 12 bis 16 % der Männer und 20 bis 26 % der Frauen. Die Wahrscheinlichkeit, ein Mal im Leben an einer Depression zu erkranken, ist relativ hoch: Sie sind also nicht allein damit!

Aus wissenschaftlichen Untersuchungen wissen wir, dass in den meisten Fällen nicht ein einziger Grund zum Ausbruch einer Depression führt, sondern viele Faktoren gemeinsam die Erkrankungsanfälligkeit verursachen. Diese Vulnerabilität für eine bestimmte Person ergibt sich aus Bedingungen, die in der Herkunftsfamilie und der Erziehung liegen, aus frühen Verlusterfahrungen und aus möglichen biologischen Faktoren.

Bei einer gewissen Erkrankungsanfälligkeit ist eine erhöhte Wahrscheinlichkeit gegeben, dass bestimmte aktuelle Belastungen über das Potenzial verfügen, den Ausbruch einer ersten depressiven Episode in Gang zu bringen.

Recht häufig ist zu beobachten, dass die konkreten aktuellen Auslöser wie ein Schlüssel in das Schloss des betroffenen Menschen mit seiner individuellen Lebensgeschichte passen. Nicht jeder Betroffene erkennt sofort, um welchen Auslöser es sich bei ihm handelt, der das Stimmungstief bewirkt hat. Dazu möchte ich Ihnen ein Fallbeispiel geben:

Fall 2

Anton Z. leidet erstmals unter einer Depression. Er sagt: „Es gibt keinen Grund, warum es mir so schlecht geht. Ich bin verheiratet und verstehe mich mit meiner Frau gut. Außerdem habe ich einen sicheren Job und verdiene genug. Bei mir ist eigentlich alles in Ordnung."

In den weiteren Gesprächen stellt sich jedoch heraus, dass Herr Z. sich am Arbeitsplatz nicht mehr wohl fühlt, da er seit einiger Zeit mit einem Kollegen zusammenarbeiten muss, der seine Aufgaben nicht pflichtbewusst erledigt. Herr Z. ist allerdings ein sehr ordentlicher und gewissenhafter Mensch, auf den man sich verlassen kann. Nun befürchtet Herr Z., dass die Fehler seines Kollegen auf ihn zurückfallen könnten. Er traut sich dennoch nicht, dieses Problem offen anzusprechen. Stattdessen verbessert er heimlich die Arbeit des Kollegen, weil in der Firma Kollegialität einen hohen Wertmaßstab darstellt. Man „verpfeift" keinen Kollegen.

Durch Nachdenken versuchte er, Lösungen zu finden, kam jedoch immer zu dem Schluss, dass es keine Alternative gibt. Es stellt sich ein Kreislauf von sorgenvollen Grübelgedanken ein, der darin mündet, dass Herr Z. nun glaubt, seine Arbeit nicht mehr schaffen zu können. Er befürchtet, dass sein Leben in eine Sackgasse geraten ist und fühlt sich wertlos. Andererseits ist er zu Beginn der Therapie fest davon überzeugt, dass diese Situation nicht Ursache für sein schlechtes Befinden sein kann, was er damit begründet, dass andere Menschen auch Belastungen erfahren, jedoch trotzdem mit ihrem Leben zu Recht kommen. Deswegen müsse es eine rein biologische Erklärung für seine Befindlichkeit geben.

Wir müssen von einer komplexen Wechselwirkung zwischen psychosozialen Belastungen, neurophysiologischen Faktoren und etlichen weiteren Faktoren ausgehen, wenn wir die Entstehung von Depressionen verstehen wollen.

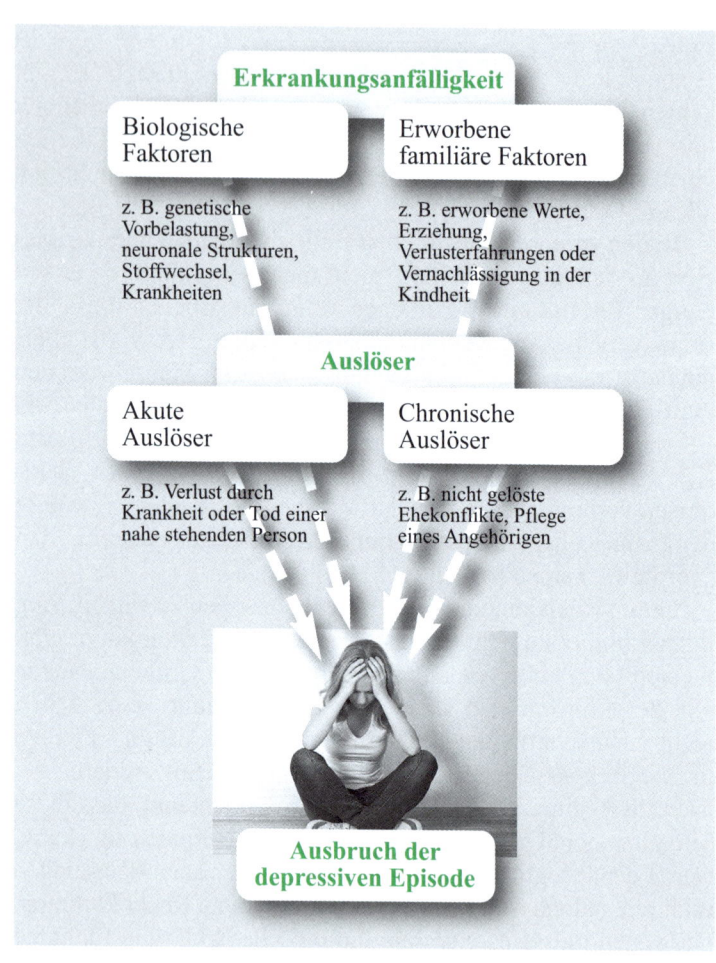

Erkrankungsanfälligkeit

Biologische Faktoren

z. B. genetische Vorbelastung, neuronale Strukturen, Stoffwechsel, Krankheiten

Erworbene familiäre Faktoren

z. B. erworbene Werte, Erziehung, Verlusterfahrungen oder Vernachlässigung in der Kindheit

Auslöser

Akute Auslöser

z. B. Verlust durch Krankheit oder Tod einer nahe stehenden Person

Chronische Auslöser

z. B. nicht gelöste Ehekonflikte, Pflege eines Angehörigen

Ausbruch der depressiven Episode

Die englischen Wissenschaftler Richard Petty und Tom Sensky beschreiben das Zusammenspiel der verschiedenen Faktoren, die an einer Depression beteiligt sind, mit folgender Metapher: Wer einmal gelernt hat, Fahrrad zu fahren, dem fällt es leicht, die Balance zu halten. Selbst stürmischer Wind oder ein Regenschauer können einen nicht aus dem Gleichgewicht bringen.

Wenn allerdings ein Reifen platzt oder die Straße vereist ist, dann hilft das ganze Können nichts. Man stürzt. Die Metapher zeigt: Wenn äußere Ereignisse extrem genug sind, dann besteht die Gefahr, dass unser Organismus sein gewohntes Gleichgewicht nicht mehr aufrechterhalten kann und eine Depression entsteht.

Finden Sie heraus, warum gerade Sie an einer Depression leiden. Der folgende Fragebogen enthält zwölf mögliche Ursachen, die bei depressiven Störungen eine Rolle spielen können. Bei der Ursachenrecherche ist es darüber hinaus wichtig, dass Sie eine ausführliche ärztliche Untersuchung durchführen lassen, denn schließlich kann es auch körperliche Ursachen für eine depressive Episode geben. Wenn Sie Medikamente einnehmen, dann sollten Sie Ihrem Arzt unbedingt davon berichten, weil manche von ihnen als Nebenwirkung eine Depression auslösen können.

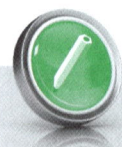

Übung 2
Kurzcheck möglicher Krankheitsursachen

Kreuzen Sie die folgenden Aussagen an, wenn Sie diese für wichtig erachten. Auf diese Weise können Sie den persönlichen Gründen Ihrer depressiven Stimmung auf die Spur kommen.

○ 1. Ich habe bis maximal ein Jahr vor Ausbruch der depressiven Episode ein schlimmes Verlustereignis erlebt, z. B. Tod oder schwere Krankheit eines Angehörigen.

○ 2. Seitdem ich ein bestimmtes Medikament einnehme, bin ich in ein Stimmungstief geraten.

○ 3. Meine Lebenssituation ist dauerhaft belastend, z. B. Arbeit, Ehe, Isolation, Doppelbelastung durch Familie und Beruf, alleinerziehend ohne Unterstützung.

○ 4. Unmittelbar vor Ausbruch der Depression bin ich körperlich erkrankt. Die Erkrankung war schwer zu behandeln.

○ 5. Es gab mehrere Belastungen in meinem Leben, die sich in der letzten Zeit summiert haben, z. B. Umzug, neue Arbeitsstelle.

○ 6. Ich hatte in der Kindheit bereits schwere Erlebnisse zu bewältigen, z. B. Trennung, Krankheit oder Tod einer Bezugsperson, Vernachlässigung, übermäßige Bestrafung oder zu geringe emotionale Zuwendung.

○ 7. Angehörige meiner Familie sind bereits an einer Depression erkrankt.

○ 8. Ich bin eher ein pessimistischer Mensch, der viel grübelt.

○ 9. Ich bin schon mindestens einmal in eine depressive Episode geraten.

○ 10. Vor der Periode oder nach einer Geburt oder in den Wechseljahren erlebe ich Stimmungstiefs.

○ 11. Ich versuche es anderen meistens recht zu machen und stelle meine eigenen Bedürfnisse zurück.

○ 12. Meine Kindheit und Jugend empfinde ich als belastend.

Ihre Antworten verdeutlichen, welche Bedingungen die Auslösung Ihrer depressiven Episode begünstigen. Wenn Sie eine Psychotherapie in Betracht ziehen, dann können Sie mit Ihrem Therapeuten besprechen, welche dieser Aspekte in die Planung der Therapie einbezogen werden sollten. Mit Hilfe einer Psychotherapie können manche dieser Faktoren bearbeitet werden, z. B. als belastend empfundene Erlebnisse in der Kindheit oder eine pessimistische Grundeinstellung zum Leben.

Nicht in allen Fällen sind die individuellen Gründe für eine Depression festzustellen. Sie bleiben unbekannt. Und manchmal erleben es die Betroffenen auch als zu belastend, sich auf die Suche nach den Hintergründen zu begeben. Insbesondere bei Patienten, die quasi von heute auf morgen erkranken oder die schon mehrfache depressive Phasen erlitten haben, finden sich nicht immer konkrete Auslöser. Das bedeutet allerdings nicht, dass man die Erkrankung nicht behandeln kann. Oft kann in solchen Fällen eine medikamentöse Therapie mit einem Antidepressivum helfen, dass nach einer gewissen Zeit eine

Besserung eintritt. Erst wenn Stimmung und Antrieb sich wieder aufhellen, kommt der richtige Zeitpunkt, um sich mit der Frage nach den Gründen auseinanderzusetzen.

Gelingt es schließlich im Rahmen einer Psychotherapie, die hinter der Depression verborgene Botschaft zu entschlüsseln, dann setzt bei dem Betroffenen ein tieferes Verständnis dafür ein, dass der mit der Erkrankung einhergehende Rückzug aus dem Alltag und von den sozialen Beziehungen seinen „Sinn und Zweck" erfüllt. So können die depressiven Symptome für den Betroffenen erstmals die Chance bieten, sich von bestehenden Belastungen, z. B. Überforderungen, zu lösen und sich auf eine Veränderung im Leben einzustellen. Der Hilfsappell der Depression an andere: „Mir geht es sehr schlecht" ist oft ein notwendiger Schritt, um sich überhaupt einen Neubeginn zuzutrauen.

Ein Mann träumte...

Ein Mann träumte, dass er zusammen mit Gott am Strande des Meeres entlang ging. Sie sprachen miteinander. Da deutete Gott nach rückwärts und zeigte ihm die Fußspuren, die sie im weichen Sand hinterlassen hatten. Der Mann erkannte, dass zu jedem Tag seines Lebens zwei Paar Fußabdrücke gehörten. Er sah neben seinen die Spuren Gottes und verstand: Gott ist mit ihm durchs Leben gegangen.
Er wurde sehr dankbar.

Als er aber weiter zurückschaute, merkte er, dass über weite Strecken nur ein Paar Fußabdrücke da waren. Er stellte fest, dass dies gerade an den traurigen und schweren Tagen seines Lebens der Fall war. Er fragte Gott: „Warum habe ich gerade an diesen Tagen meines Lebens alleine gehen müssen? Warum warst du nicht für mich da?"

Gott lächelte. „Du irrst dich. Ich lasse dich nie allein. Die Spuren, die du siehst, stammen nicht von dir. Es sind meine. An den schweren Tagen habe ich dich in meinen Armen gehalten und getragen."

Verfasser unbekannt

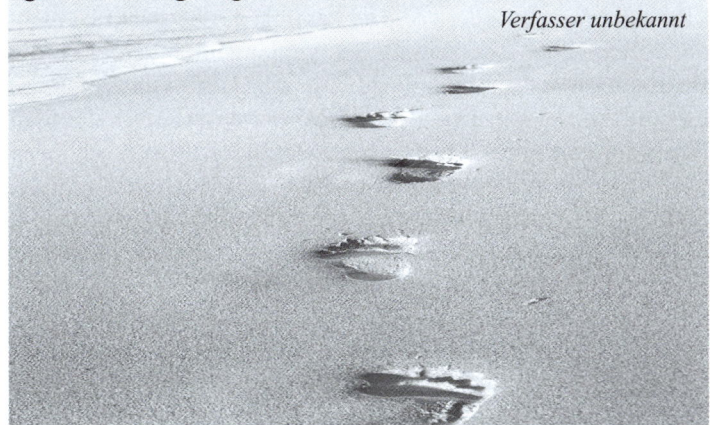

39

5. Die Kognitive Verhaltenstherapie (KVT) als Selbsthilfeansatz

Es gibt viele Möglichkeiten, die Ihnen zur Verfügung stehen, um eine Depression therapieren zu lassen. Am häufigsten erfolgt die Behandlung mit Medikamenten, sog. Antidepressiva. Sie bewirken, dass bestimmte Botenstoffe des Gehirns, insbesondere der Mangel an Serotonin, wieder ausgeglichen werden. Als Alternative oder begleitend dazu gibt es verschiedene Psychotherapien, mit denen Depressionen wirksam behandelt werden: z. B. die Psychoanalyse, die tiefenpsychologisch fundierte Therapie oder die (Kognitive) Verhaltenstherapie.
All diese Therapien haben sich als wirksam herausgestellt. Sie haben also vielfältige Therapieangebote, deren Kosten von den Krankenkassen übernommen werden, wenn Sie sich an einen Arzt oder Psychotherapeuten wenden.

Warum ist die KVT als Selbsthilfeansatz besonders geeignet?

Im Vergleich zur Psychoanalyse und der tiefenpsychologischen Therapie geht die Kognitive Verhaltenstherapie (KVT) sehr viel pragmatischer vor. Der zentrale Ansatzpunkt ist nicht die vollständige Bearbeitung der Vergangenheit, sondern die Bearbeitung der aktuellen Probleme mit Hilfe von konkreten Lösungsstrategien. Das Ziel ist es, die aufrechterhaltenden Bedingungen eines Problems zu verändern. Dazu gehören die Umgebungsbedingungen genauso wie z. B. gedankliche Prozesse. Der Patient bekommt von einem Psychotherapeuten, der nach diesem Ansatz arbeitet, konkrete Anleitungen, sodass er dazu in der Lage ist, sein Problem mit Hilfe neuer Kompetenzen zu lösen.

Die KVT nimmt aus meiner Sicht deswegen eine herausragende Rolle unter den Psychotherapien ein, weil sie dem Patienten ein großes Maß an Eigenverantwortung zugesteht.

Die KVT setzt auf die Verbesserung der Selbstwirksamkeit. D. h. es geht darum, dass der Patient Fähigkeiten erlernt, die es ihm ermöglichen, zunehmend besser mit Problemen und Belastungen umzugehen, sodass er quasi in die Lage versetzt wird, als sein eigener Therapeut zu handeln.

Wie geschehen die therapeutischen Veränderungen?

Um die psychischen Probleme und zwischenmenschlichen Konflikte in den Griff zu bekommen und zu überwinden, leitet der Psychotherapeut den Patienten dazu an, neue Denk- und Verhaltensweisen auszuprobieren. Ziel ist es, dass der Patient lernt, mit Hilfe konkreter Handwerkszeuge selbstständig seine Probleme zu bewältigen.

Die zentrale Annahme der KVT ist, dass jeglichem Verhalten Lernprozesse zugrunde liegen. Lernen bedeutet den Erwerb neuer Fähigkeiten. Die Basis dafür ist unser hoch entwickeltes Gehirn, das wir auch als „Lernorgan" bezeichnen können, denn es ist darauf spezialisiert, neue Informationen aufzunehmen, zu verarbeiten und zu seinem Wohlergehen zu nutzen.

Von daher kann durch geeignete Mittel problematisches Verhalten auch wieder verlernt und neues angemessenes Verhalten aufgebaut werden. Die konkrete Arbeit des Verhaltenstherapeuten besteht darin, die dazu notwendigen Lernprozesse zu ermöglichen und in Gang zu setzen.

Wie läuft eine KVT in der Praxis ab?

Am Anfang einer KVT steht die Analyse der gegenwärtigen Probleme hinsichtlich ihrer Bedingungen, die sie auslösen und aufrechterhalten. Es müssen schlüssige Erklärungen gefunden werden, wie es überhaupt möglich war, dass es zu den depressiven Beschwerden kam. Konkrete Fragen dienen der Klärung, um eine genaue Verhaltensdiagnostik bzw. Problemanalyse zu erstellen.

Welches emotionale Problem bedarf der Veränderung? In welchen Situationen tritt das Problem auf? Und wann tritt es nicht auf? Welche Verhaltenskomponenten machen diesen Unterschied aus? Welche Gedanken führen zu dem emotionalen Problem? Welche anderen Möglichkeiten gibt es, um mit dem Problem umzugehen? Welche neuen Verhaltensweisen werden benötigt, um das emotionale Problem zu lösen, d. h. anders als bisher zu reagieren?

Welche Wünsche und Ziele hat der Patient? Was soll sich seiner Meinung nach kurzfristig, mittel- und langfristig ändern? Solche Fragen müssen erst beantwortet werden, bevor ein Veränderungsmodell erarbeitet werden kann, in dem konkretisiert wird, wie die gewünschten Verhaltensziele erreicht werden sollen. Verhaltenstherapeuten führen dazu mehrere Fäden zusammen: Die mit dem Patienten erstellte Problemanalyse, die wissenschaftlichen Erkenntnisse der Psychologie und der Nachbarwissenschaften (z. B. Neurowissenschaften, Physiologie, Biochemie). Auf dieser Grundlage wird ein Verhaltenstherapeut Ihnen als Patient genau erklären, weshalb ein bestimmtes emotionales Problem auf eine bestimmte Art und Weise therapeutisch bearbeitet werden sollte. Das verhaltenstherapeutische Vorgehen ist also transparent und strukturiert.

Typisch für eine Verhaltenstherapie ist es, dass der Therapeut dem Patienten konkrete Strategien vermittelt und ihn zu Übungen anleitet, um z. B. neues Verhalten auszuprobieren. Am Ende der Sitzung werden üblicherweise Hausaufgaben verabredet, die der Patient bis zur nächsten Sitzung in seinem Lebensalltag umsetzen sollte. In der folgenden Sitzung werden die Erfahrungen des Patienten mit der Aufgabe gemeinsam ausgewertet. In der Regel führen Verhaltenstherapeuten auch eine Verlaufs- und Wirksamkeitskontrolle ihrer Therapien durch. Dazu werden Fragebögen eingesetzt oder es wird z. B. gemessen, wie oft ein bestimmtes Verhalten auftritt.

Wie entstehen Depressionen?
Und welche Strategien der KVT helfen?

Betrachten wir nun, wie sich die KVT die Entstehung und Aufrechterhaltung von depressivem Verhalten erklärt und wie sie daran arbeitet:

P. M. Lewinsohn entwickelte das sog. Verstärkerverlust-Modell der Depression.

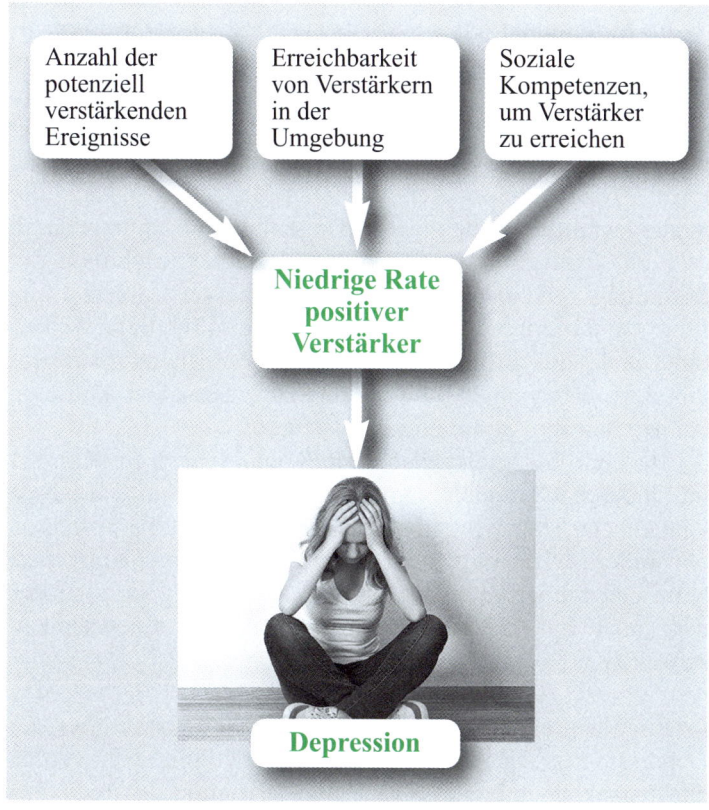

Das Verstärkerverlust-Modell nach Lewinsohn

Demnach werden depressive Symptome durch eine geringe Rate an Belohnungen (positive Verstärker) ausgelöst und aufrechterhalten. Menschen mit Depressionen leben oft in einer Umwelt, in der zu wenig positive Verstärker zur Verfügung stehen und sie haben nicht genügend Fähigkeiten erlernt, sich die Belohnungen selbst zu verschaffen.

Beispielsweise zieht sich ein depressiver Mensch im Gespräch zurück und beteiligt sich zu wenig oder sucht kaum Situationen auf, die eine positive Erfahrung ermöglichen könnten.

Im Mittelpunkt jeder KVT der Depression stehen demzufolge die Förderung von positiven Aktivitäten, der Aufbau von Belohnungen und die Verbesserung der Kompetenzen, um positive Verstärker zu erhalten. Es geht darum, das Ausmaß an positiven Verstärkern zu erhöhen, damit der Patient neue korrigierende Erfahrungen in seinem Alltag erleben kann. Ein wichtiges Mittel ist die regelmäßige Selbstbeobachtung, damit es recht früh gelingt zu erkennen, welche Erlebnisse die Stimmung verschlechtern und welche sie verbessern. Dazu führt der Patient ein Tagebuch, in dem er alltägliche Aktivitäten und seine Stimmung festhält. Der Verhaltenstherapeut gibt z. B. Anregungen, wie Sie Ihren Tag besser strukturieren können, um Ihre Stimmungen zu steigern.

Sie üben beispielsweise neue Kompetenzen im Kontakt mit anderen Menschen, damit Sie mehr Bestätigung erfahren können. Der Therapeut gibt Ihnen Feedback, wie Ihr Verhalten auf andere wirkt und wie Sie im Gespräch mehr Interesse beim Gegenüber bewirken können, z. B. wenn Sie glauben, dass andere Ihnen nicht genügend zuhören und Aufmerksamkeit schenken.

Ein zweiter wichtiger Teil der Verhaltenstherapie der Depression ist der kognitive Anteil. Als Kognitionen werden alle gedanklichen Prozesse bezeichnet. Sie umfassen das Wahrnehmen, Erkennen, Urteilen und Schlussfolgern.

Der Begründer der kognitiven Richtung der Verhaltenstherapie war Aaron T. Beck. Sein kognitives Modell geht davon aus, dass bei Depressionen die gedanklichen Prozesse und Inhalte über uns selbst, die Welt und die Zukunft beeinträchtigt sind.

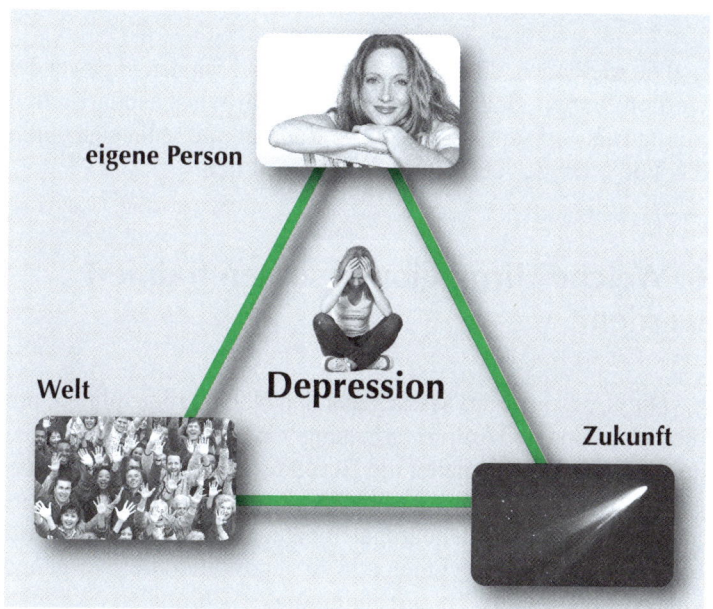

Das kognitive Modell nach Beck

Die negativen Gedanken, Einstellungen und Überzeugungen führen zu den typischen depressiv getönten Gefühlen von Hoffnungslosigkeit, Sinnlosigkeit, Traurigkeit und Schuldgefühlen und bewirken passives und anteilnahmsloses Verhalten. Wenn Sie sich also pessimistische und deprimierende Gedanken machen, dann werden Sie sich in der Folge auch entsprechend fühlen und verhalten. Demnach gilt es in der Therapie, negative Gedanken aufzuspüren und zu verändern, um dem Stimmungstief zu entkommen.

Depressive Symptome werden demnach sowohl durch einen Verlust an positiven Verstärkern als auch durch fehlangepasste gedankliche Prozesse ausgelöst. Negative Gedanken und Verstärkerverluste beeinflussen sich gegenseitig. Deshalb bedürfen diese beiden Aspekte der therapeutischen Veränderung.

Die Methoden, die in der KVT bei Depressionen angewendet werden, haben sich in einer Vielzahl an wissenschaftlichen Studien als wirksam erwiesen. Die Rückfallrate senkt sich durch das Vorgehen der Verhaltenstherapie deutlich.

6. Welche Hirnregionen sollten trainiert werden?

Die KVT nutzt das Wissen aus den Nachbardisziplinen, um die Entstehung und Aufrechterhaltung von psychischen Störungen zu erklären. Dabei spielen die Befunde der sog. Neurowissenschaften eine zunehmend wichtige Rolle, denn alle Lernvorgänge basieren auf den neuronalen Fähigkeiten unseres Gehirns, Informationen aufzunehmen und zu verarbeiten. Lernvorgänge haben also stets ihre Entsprechung in der neuronalen Aktivität. Je mehr wir in der Lage sind, zu verstehen, welche Hirnregionen an einem depressiven Stimmungstief beteiligt sind, desto besser können wir durch gezieltes therapeutisches Vorgehen diese Hirnregionen beeinflussen. Lassen Sie uns nun einen Einblick in diese interessante Fachdisziplin nehmen, damit Sie Ihrer Depression auf die Spur kommen.

Der Beginn der sog. Neurowissenschaften geht auf den Anfang des letzten Jahrhunderts zurück. Damals waren es bedeutende Neuroanatomen, welche das Nervensystem bereits als ein durchgängiges Netzwerk verstanden. In den letzten zwei Jahrzehnten kam es auf dem Fachgebiet der Neurowissenschaften zu bahnbrechenden Erkenntnisgewinnen, die das Verständnis von psychischen Störungen beträchtlich erweiterten. Dieses Fortschreiten der Wissenschaft verdanken wir den neuen technischen Untersuchungsmethoden, den sog. bildgebenden Verfahren, die es ermöglichen, dem Gehirn bei seiner Arbeit zuzusehen.

Insgesamt sind nach dem bisherigen Forschungsstand vier größere Hirnregionen an depressiven Störungen beteiligt: der sog. Präfrontale Cortex, der Anteriore Cingulärcortex, der Hippocampus und die Amygdala. Da es sich hier um Fachbegriffe für verschiedene Hirngebiete handelt, möchte ich Ihnen zum besseren Verständnis ihre Funktionen erläutern, welche sie im neuronalen Geschehen ausüben, und Ihnen aufzeigen, welche Rolle diese Hirnregionen bei depressiven Störungen spielen.

Der Präfrontale Cortex

Der Präfrontale Cortex (PFC) befindet sich rechts und links im Stirnlappen der Großhirnrinde. Seine zentrale Aufgabe ist es, Ziele und die entsprechenden Mittel zu ihrer Umsetzung hervorzubringen. Außerdem sind dort Belohnungen und Bestrafungen repräsentiert. Insbesondere, wenn wir ein positives Ziel längerfristig verfolgen wollen, müssen sowohl das Ziel als auch der damit verbundene positive Wert kontinuierlich präsent bleiben. Wenn die Erreichung des Ziels als attraktive Belohnung verbucht wird, dann wirkt sich dies ausgesprochen förderlich auf unsere Motivation aus. Doch im Alltag treten üblicherweise ablenkende und konkurrierende Einflüsse auf, welche das Potenzial haben, die Realisierung unseres Vorhabens zu stören. Der PFC sorgt nun stetig dafür, dass wir unser Ziel nicht aus den Augen verlieren und damit die Erreichung unseres Ziels wahrscheinlich bleibt.

Der PFC gliedert sich in zwei Teile: der linke PFC repräsentiert positive Ziele, Belohnungen und fördert positive Emotionen. Wenn er aktiviert ist, dann nähern wir uns einem Ziel an. Demgegenüber ist der rechte PFC auf Vermeidung und Erwartung von Bestrafung ausgerichtet, wenn er in Aktion tritt. Er repräsentiert also Vermeidungsziele, Bestrafung und ist mit negativen Emotionen assoziiert.

Aus wissenschaftlichen Untersuchungen ist bekannt, dass Menschen sich dahingehend unterscheiden, ob sie in Situationen eher zu Annäherungs- oder zu Vermeidungstendenzen neigen. Der Psychologe Richard Davidson von der Universität Wisconsin bezeichnet dies als den „affektiven Stil". Der affektive Stil einer Person hat zunächst einmal nichts mit Depression zu tun. Es handelt sich vielmehr um ein grundlegendes neuronales und psychologisches Muster, in dem sich Menschen bereits in der frühen Kindheit unterscheiden. Bei denjenigen Menschen mit einem affektiven Annäherungs-Stil ist also eher der linke PFC dominant, bei denjenigen mit einem Vermeidungsstil wiederum der rechte PFC.

Kommen wir nun speziell zur Rolle des rechten und linken PFC bei depressiven Störungen. Bei Menschen, die sich in einem depressiven Stimmungstief befinden, ist der rechte PFC im Vergleich zum linken PFC überaktiviert. Der linke PFC ist also zu wenig aktiv. Wissenschaftler gehen davon aus, dass eine zu geringe Nutzung des linken PFC nicht nur mit einer verminderten Aktivierbarkeit dieser Hirnregion einhergeht, sondern auch mit einer Verringerung der Nervenzellen in dieser Region. Darum ist es in der Psychotherapie besonders wichtig, durch Förderung von Aktivitäten und Belohnungen den linken PFC anzuregen. Die Verhaltenstherapie hat schon früh die zentrale Bedeutung positiver Aktivitäten angestrebt, um Patienten aus der Antriebslosigkeit heraus zu führen. Die neuen bildgebenden Diagnosemöglichkeiten zeigen, dass sich die Funktionen des linken PFC durch dieses Vorgehen verbessern lassen. Im Modul 3 werde ich Ihnen konkrete Wege aufzeigen, wie Sie dies mit Hilfe des sog. Aktivitäts- und Belohnungstrainings umsetzen können.

Der Anteriore Cinguläre Cortex

Bei dem Anterioren Cingulären Cortex (ACC) handelt es sich nicht um eine eng begrenzte Hirnregion, wie dies beim PFC beschrieben wurde. Der ACC lässt sich mindestens in zwei kleine Hirngebiete aufteilen, die in einem Schaltkreis miteinander verbunden sind. Der eine Teil ist mit dem sog. limbischen System verbunden und erfüllt affektive (gefühlsmäßige) Funktionen. Der andere Teil ist mit dem PFC verbunden und ist eher für kognitive (gedankliche) Funktionen zuständig. Der zentrale Punkt der Aktivierung des ACC ist, dass er immer dann anspricht, wenn wir uns in einer ungewissen Situation mit mehrdeutigen Anforderungen befinden. Typischerweise erleben wir in solchen Situationen einen inneren Konflikt. Nehmen wir das Beispiel eines Studenten bei der Prüfungsvorbereitung:

Er bereitet sich gerade auf eine wichtige Prüfung vor, als spontan Freunde vorbeikommen, die mit ihm zum Schwimmen an den See fahren möchten. Einerseits möchte der Student die Prüfung bestehen und er hat sich für heute ein bestimmtes Lernpensum vorgenommen. Andererseits würde es ihm viel Spaß bereiten, mit den Freunden schwimmen zu gehen, er könnte endlich mal vom vielen Lernen abschalten und das blonde Mädchen kennen lernen. Beides gleichzeitig zu tun, ist allerdings nicht möglich. Er fühlt sich hin und her gerissen: Was soll er nun tun?

Der ACC fungiert in solchen Situationen als eine Überwachungszentrale, die immer dann aktiviert wird, wenn mehrdeutige neuronale Signale gleichzeitig geschehen, was im Beispiel unseres Studenten wahrscheinlich ist. In seiner Überwachungsfunktion mobilisiert der ACC zusätzliche Ressourcen, wenn etwas schief zu gehen droht und die eigenen Wünsche in Bedrängnis geraten. So greift er auf Hirnregionen zu, welche die Willensanstrengung fördern und die Bewältigung von Anforderungen begünstigen. Insbesondere benutzt er dabei bestimmte Teile des PFC.

Welche Rolle spielt nun der ACC bei Depressionen? Diese wichtige Überwachungszentrale bei uneindeutigen neuronalen Signalen ist nicht genügend aktiviert. Eine geringe Aktivierung des ACC liegt vermutlich bei denjenigen Patienten vor, die sich durch eine ausgeprägte resignative Stimmung auszeichnen und die kaum einen Willen zur Veränderung ihrer Befindlichkeit zeigen. Man nimmt an, dass es sich bei diesen Patienten um einen anderen Subtyp der Depression handelt als bei Patienten, die einerseits unter den alltäglichen Anforderungen leiden und andererseits ihrem Unvermögen, dem gerecht zu werden.

Der Hippocampus

Die Hirnregion des Hippocampus wurde nach seiner Form benannt. Er hat nämlich die Form eines Seepferdchens. Seine Funktion liegt in der gegenwärtigen Aufmerksamkeit und Einspeicherung von aktuellen Informationen in das Gedächtnis. Ein besonderes Merkmal des Hippocampus ist die hohe Konzentration von sog. Glucocorticoid-Rezeptoren. Diese neuronalen Empfangsstellen spielen eine besondere Rolle bei der Stressverarbeitung. Normalerweise helfen sie, den Spiegel des Stresshormons Cortisol herunter zu regulieren, wenn er zu hoch ist. Dieser Mechanismus funktioniert bei Menschen mit Depressionen jedoch nicht, sodass die empfindliche Regulation der Stressverarbeitung gestört ist. Man nimmt an, dass ein dauerhaft erhöhter Cortisol-Spiegel – wie dies bei manchen Depressionen wahrscheinlich ist – zu einer Minderung der Substanz des Hippocampus führt. Er schrumpft.

Bisher konnte die Neurowissenschaft jedoch noch nicht eindeutig die Ursache für die Volumenminderung ausmachen. Die Störung des Hippocampus trägt vermutlich dazu bei, dass es Menschen mit Depressionen schwer fällt, ihr Verhalten auf sich ändernde Umstände flexibel anzupassen und aktuell erlebte positive emotionale Erfahrungen ins Langzeitgedächtnis aufzunehmen. Die Speicherung solcher Erfahrungen ist jedoch enorm wichtig, damit man in späteren Situationen darauf zurückgreifen kann, um sich flexibel an Anforderungen anpassen zu können.

Deswegen geht es in der Verhaltenstherapie auch darum, die Aufmerksamkeit mehr und mehr wieder bewusst auf positive Aktivitäten zu lenken und deren Auswirkung auf die Stimmung bewusst wahrzunehmen.

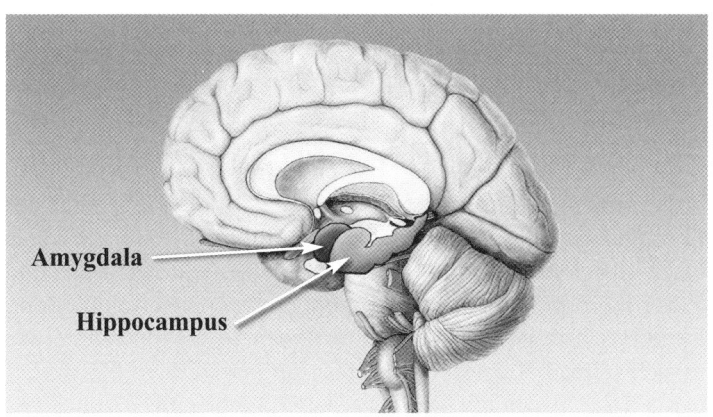

Die Amygdala

Die Amygdala wird wegen ihrer Form auch als Mandelkern bezeichnet. Sie gehört zum sog. limbischen System und gilt als Angstzentrale.
Diese Hirnregion fragt kontinuierlich ab, ob wir uns in Sicherheit befinden. Deshalb müssen alle Reize aus der Umgebung, die

auf uns einwirken, hinsichtlich ihrer potenziellen Gefahr von dieser Angstzentrale sofort identifiziert werden. Wie wichtig die Amygdala für unser Überleben ist, zeigt sich in Gefahrensituationen, z. B. im Straßenverkehr.

Die Amygdala lässt uns innerhalb von Millisekunden mit Angst reagieren, noch ehe wir die Situation rational überhaupt erfasst haben. Die Amygdala als Teil des limbischen Systems sendet sofort Signale an die Hypothalamus-Hypophysen-Nebennieren-Achse, um die entsprechenden Stresshormone Adrenalin und Noradrenalin in die Blutbahn auszuschütten. Diese Stresshormone liefern uns die Energie für eine unwillkürliche Reaktion, um der möglichen Gefahr zu begegnen. Der PFC hat demgegenüber einen mäßigenden und beruhigenden Einfluss auf die Amygdala bzw. das gesamte limbische System.

Bei Menschen mit Depressionen ist die Amygdala besonders leicht aktivierbar. Im klinischen Bild der Depression zeigt sich die Überaktivierung der Alarmzentrale in einer erhöhten Angstbereitschaft.

Wie Sie bereits wissen, spielen bestimmte Stressfaktoren, insbesondere in der frühen Kindheit, eine Rolle hinsichtlich der Erkrankungswahrscheinlichkeit. Eine Mutter, die beispielsweise einen unsicheren Bindungsstil aufweist, wird nur unzureichend in der Lage sein, ihr Kind zu beruhigen, wenn es Angst erlebt. Ein Kind lernt jedoch von den primären Bezugspersonen, wie es sich selbst bei Angst oder Stress beruhigen kann. Von daher werden die Amygdala und das gesamte limbische System eines Kindes ohne diese sichere Bindungserfahrung sehr wahrscheinlich überproportional dauerhaft beansprucht, während der PFC seinen beruhigenden und mäßigenden Einfluss auf diese Hirnregionen nur unterdurchschnittlich ausüben wird.

Sie haben nun erfahren, welche Hirnregionen in einer depressiven Phase in ihrer Funktion beeinträchtigt sind. Deswegen ist es wichtig, dass diese Hirngebiete durch gezieltes

Training wieder in ihrer Funktionsweise gestärkt werden. In den folgenden Modulen erfahren Sie, wie Sie diese Regionen mit Hilfe von konkreten Übungen der KVT beeinflussen können.

Das Ergebnis eines jeden erfolgreichen Lernprozesses sind immer Veränderungen der neuronalen Strukturen im Gehirn. Unser Gehirn organisiert und steuert als oberste Instanz unser Fühlen, Denken und unser Verhalten. Um diese Aufgabe optimal zu erfüllen, verfügt es über eine enorme „neuronale Plastizität". Damit ist gemeint, dass es die beeindruckende Fähigkeit besitzt, sich zu verändern, wenn es Neues dazu lernt. Hirnregionen, die kaum benutzt werden, verkümmern. Hirnregionen, die häufig benutzt werden, verbessern dagegen ihre Funktionsfähigkeit. Genau diese faszinierende Gabe Ihres Gehirns nutzen Sie, wenn Sie Klavier oder Tennis spielen lernen oder lernen, Ihre Stimmung zu mehr Wohlbefinden zu verändern.

7. Lernerfolgskontrolle 1

Damit Sie feststellen können, ob Sie die wichtigsten Informationen dieses Kapitels gut verstanden haben, haben Sie nun die Gelegenheit, Ihr neues Wissen zu überprüfen.

Übung 3A
Wissenstest:
Das Grundlagenwissen

Die folgenden Sätze enthalten richtige und falsche Aussagen. Entscheiden Sie bei jeder Aussage, ob sie zutreffend ist oder nicht.

1. Eine echte depressive Störung beeinträchtigt nicht nur die Stimmung, sondern auch die Gedanken, das Verhalten und das körperliche Erleben.
   ○ richtig ○ falsch

2. Wenn jemand sehr traurig ist, dann leidet er unter einer Depression.
   ○ richtig ○ falsch

3. Das Verhalten in einer Depression zeichnet sich oft durch Passivität aus.
   ○ richtig ○ falsch

4. Bei einer schweren Depression sollte man sich Hilfe bei einem Psychotherapeuten oder einem Facharzt für Psychiatrie suchen, um sich behandeln zu lassen.
   ○ richtig ○ falsch

5. Die KVT zielt darauf ab, neue Fähigkeiten zu vermitteln, die dem Patienten helfen, das Stimmungstief zu überwinden.
   ○ richtig   ○ falsch

6. Die KVT eignet sich als Selbsthilfeansatz bei Depressionen.
   ○ richtig   ○ falsch

7. Menschen mit Depressionen leben oft in einer Umwelt, in der zu viele positive Verstärker vorhanden sind.
   ○ richtig   ○ falsch

8. Eine niedrige Rate positiver Verstärker begünstigt die Entstehung einer Depression.
   ○ richtig   ○ falsch

9. Die KVT geht davon aus, dass während einer depressiven Episode die gedanklichen Prozesse und Inhalte beeinträchtigt sind.
   ○ richtig   ○ falsch

10. Die KVT soll dem Patienten helfen, aktiver zu werden und negative Gedanken zu verändern.
    ○ richtig   ○ falsch

11. Durch die KVT kann sich die Aktivität in Hirnregionen wieder normalisieren, die während einer depressiven Episode beeinträchtigt sind.
    ○ richtig   ○ falsch

12. Bei Menschen mit Depressionen ist die Amygdala (Angstzentrale des Gehirns) kaum aktivierbar.
    ○ richtig   ○ falsch

Die Lösungen zur Lernerfolgskontrolle finden Sie auf Seite 192.

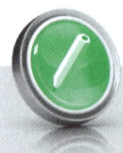

Übung 3B
Liste der Selbsthilfeübungen

Bitte beurteilen Sie die Selbsthilfestrategien mit den Smiley-Symbolen (☺ ☹ ☺), inwieweit sie Ihnen geholfen haben.

1. Depressions-Kurzcheck (➡ S. 26-27)   ☺ ☺ ☹

2. Kurzcheck möglicher Krankheitsursachen   ☺ ☺ ☹
   (➡ S. 36-37)

3. Lernerfolgskontrolle 1 (➡ S. 54-57)   ☺ ☺ ☹

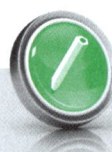

Übung 3C
Persönliche Auswertung

Welche Erkenntnisse bzw. Informationen empfanden Sie als wichtig, wertvoll und hilfreich?

_____

_____

_____

_____

_____

_____

_____

Welche Erfahrungen, die Sie bei der Durchführung der Übungen gesammelt haben, empfanden Sie als wichtig, wertvoll und hilfreich?

_____

_____

_____

_____

_____

_____

_____

Worauf möchten Sie in Zukunft mehr achten, damit sich Ihre depressiven Beschwerden bessern?

_____

_____

_____

_____

_____

_____

_____

Teil 2:
Das Vorbereitungstraining

„Auch eine Reise von tausend Meilen fängt mit dem ersten Schritt an." Chinesisches Sprichwort

Wer auf eigene Faust eine längere Reise in ein fremdes Land unternehmen möchte, dem kann eine gründliche Vorbereitung ausgesprochen nützlich sein. Der Reisende bereitet sich darauf vor, sich auf Land und Leute einzulassen, um Neues zu erfahren und seinen eigenen Horizont zu erweitern.

Auch der, der sich verändern möchte, betritt Neuland. Es gibt viel Unbekanntes, das sowohl Neugier als auch Angst wecken wird. Wie bei einer Reise in ein fernes, unbekanntes Land ist eine gründliche Vorbereitung ausgesprochen hilfreich.

In einem fremden Land wird ein Reisender sich anders verhalten als zu Hause. Es gelten andere Regeln und die Sprache ist nicht die eigene. Trotzdem möchte man sich verständigen und wohlfühlen. Darum ist der Reisende bereit, sich auf neue Situationen und Unbekanntes einzulassen. Er muss sich verändern.

Veränderungsprozesse sind auch die Voraussetzung dafür, dass sich Ihre Stimmung verbessert. Dabei durchlaufen Sie bestimmte Phasen des Lernens mit ihren typischen Höhen und Tiefen (8.). In der KVT wird das sog. Stimmungsbarometer genutzt, damit der Betroffene lernt, den Einfluss möglicher Faktoren auf die Stimmung einschätzen zu können (9.). Genauso wie der Reisende ein Ziel vor Augen hat und den Weg dorthin in kleinen Etappen plant, werden wir die ersten Ziele und Etappen auf Ihrem Weg zur Genesung gemeinsam beschreiten (10.). Am Ende dieses Kapitels haben Sie die Gelegenheit, mit Hilfe der Lernerfolgskontrolle zu überprüfen, inwieweit Sie die neuen Informationen verinnerlicht haben (11.).

8. Was geschieht, wenn Sie sich verändern?

Sie werden kein völlig anderer Mensch werden, wenn Sie beginnen, etwas in Ihrem Leben zu verändern. Etwas Neues zu lernen, wie z. B. eine neue Fähigkeit, ist ein Prozess, der in der Regel Zeit und Geduld braucht und nicht von heute auf morgen geschieht.

Typischerweise durchlaufen wir bei diesem Veränderungsprozess mehrere Phasen:

Die **erste Phase** besteht in der Einsicht und Motivation für ein bestimmtes Ziel. Wir erkennen die Notwendigkeit der Veränderung, z. B. weil wir unter einer Situation leiden. Ist der Leidensdruck groß genug, dann entscheiden wir uns für eine Veränderung. Es soll nicht mehr so bleiben wie es jetzt ist, sondern in der Zukunft soll sich etwas verändern.

In der **zweiten Phase** beschaffen wir uns Informationen, was wir konkret unternehmen können, um die Veränderung herbeizuführen. Am besten sind Informationen aus erster Hand, also von Experten. Dies erspart uns zusätzliche Umwege durch Versuchs- und Irrtumserfahrungen.

Wenn wir genügend Informationen gesammelt haben, beginnt die **dritte Phase**, die Zielfindungs- und Entscheidungsphase. Wir finden Antworten auf Fragen, wie: Was möchte ich konkret erreichen? Was bin ich bereit dafür zu tun? Lohnt sich der Aufwand? Wenn wir zu dem Ergebnis kommen, dass wir ein Vorhaben umsetzen wollen, planen wir, in welchen Etappen wir unser Ziel realisieren können.

In der **vierten Phase**, wenn wir beginnen, unser Ziel Schritt für Schritt in die Tat umzusetzen, sammeln wir durch Übungen erste neue Erfahrungen. Während wir die gewünschten Fertigkeiten trainieren, kommt es irgendwann zu einem Widerspruch zwischen Kopf und Bauch. Man nennt diesen Zustand auch Dissonanz. Häufig treten Zweifel auf, ob man es überhaupt schaffen kann, die neuen Kompetenzen gut genug zu erlernen. Misserfolge beim Üben werden möglicherweise als Beweis angesehen, dass Sie es doch nicht schaffen können. An diesem kritischen Punkt kommen Menschen mit einer geringen Selbstwirksamkeitserwartung leicht ins Straucheln. Mitunter erscheint das Üben auch als zu anstrengend und es werden Argumente gegen das eigene Vorhaben ins Feld geführt. Dabei ist es ganz normal, dass es in dieser Phase zu einem inneren Konflikt zwischen dem Vorhaben und dem noch unzureichenden Vermögen, die neuen Fähigkeiten gut genug umzusetzen, kommt, denn die neuen Fähigkeiten sind noch nicht ausreichend im Gehirn verankert. Deshalb sind gerade in dieser Phase Geduld und Ausdauer gefragt.

Wer jetzt schon aufgibt, verhindert den Übergang in die **fünfte Phase** des Lernprozesses. Kopf und Bauch stimmen wieder überein. Das Gefühl für das Neue passt nun und es strengt uns nicht mehr an, die neuen Fertigkeiten umzusetzen. Diese Phase der Übereinstimmung zwischen dem Vorhaben und unseren Fähigkeiten nennt man auch Kongruenz. Typischer Weise erleben wir jetzt mehr Freude und Spaß bei der Umsetzung des neu Gelernten.

Und schließlich kommt es in der **sechsten Phase** zu einer neuen Gewohnheit. Die neuen Fähigkeiten sind uns in Fleisch und Blut übergegangen. Die neu geschaffenen Kompetenzen laufen weitgehend automatisch ab. Wir haben unser Ziel erreicht. Die Anstrengungen haben sich gelohnt. Wir fühlen uns erfolgreich und sind stolz auf unsere neu erlernten Fähigkeiten. Alles Neue, was Sie lange und oft genug geübt haben, wird zur Gewohnheit. Indem wir uns neuen Anforderungen stellen und die entsprechenden Lernphasen bis zum Ende durchlaufen, erweitern wir unsere Wohlfühlzone.

Was beim Üben von neuen Fähigkeiten abläuft: Die sechs Phasen eines erfolgreichen Lernprozesses

1. Einsicht und Motivation
2. Information und Verhaltensmodelle
3. Zielfindung und Entscheidung
4. Übung und innerer Konflikt
5. Übereinstimmung von Vorhaben und Gefühlen
6. Gewohnheit und Erfolg

Unser Gehirn verfügt über eine enorme neuronale Plastizität. Das heißt, wir können es auch als Lernorgan bezeichnen. Die sechs Phasen, die wir bei einem erfolgreichen Lernprozess durchlaufen, basieren auf der Fähigkeit unseres Gehirns, dass Nervenzellen, die miteinander feuern, sich auch miteinander vernetzen. Donald Hebb – ein amerikanischer Psychologe – erkannte dieses Gesetz bereits 1949: „Neurons that fire together wire together."

Immer wenn Sie etwas üben, sei es, dass Sie Gitarrespielen, Tangotanzen oder Ihre mentalen Fähigkeiten ausbauen, verbessert sich die Übertragungsbereitschaft zwischen den Nervenzellen. Stellen Sie sich vor, wie Sie aus einem kleinen Trampelpfad einen passablen Weg werden lassen und aus einem Weg eine befahrbare Straße und daraus eine schnelle Autobahn entsteht. Je mehr Sie die Übungen dieses Selbsthilferatgebers umsetzen, desto reibungsloser werden die neuen Fähigkeiten ablaufen. Geben Sie in der kritischen Phase des Übens nicht auf, wenn sich Zweifel einschleichen, sondern machen Sie sich bewusst, dass es Zeit und Geduld braucht, bis sich die neuen Fähigkeiten im Gehirn fest verankert haben. Das ist ganz normal. Die kritischen Phasen werden vorüber gehen, wenn Sie weiter üben.

9. Das Stimmungsbarometer

Nachdem Sie nun eine Vorstellung davon haben, welche Lernphasen Sie erwarten, wenn Sie sich darauf einlassen, Ihre Befindlichkeit selbst positiv zu beeinflussen, ist es an der Zeit, dass Sie das Instrument kennenlernen, das wir in der Therapie von depressiven Phasen regelmäßig einsetzen: das Stimmungsbarometer. Es handelt sich um eine Skala von 0 bis 100 %, mit deren Hilfe Sie lernen, die jeweils aktuelle Befindlichkeit einzustufen.

Das Stimmungsbarometer

Wenn Sie das Stimmungsbarometer zur Selbsteinschätzung einsetzen, wird es Ihnen gelingen, zu erkundschaften, wie sich Ihre Gefühlslage im Laufe eines Tages verändert. Patienten mit depressiven Stimmungslagen neigen oft zu dem generellen Urteil, dass ihre Stimmung durchgehend schlecht war, wenn man sie z. B. danach fragt, wie sie ihre Befindlichkeit in der letzten Woche einschätzen.

Wenn Sie jedoch damit beginnen, Ihre Stimmung regelmäßig zu beobachten und zu protokollieren, zeigt sich, dass die Gefühlslage schwankt und nicht andauernd „schlecht" ist. Die rückwirkende Einschätzung ist oft sehr ungenau, da die Aufmerksamkeit nicht auf die Unterschiede gelenkt wird. Darüber hinaus ist das Langzeitgedächtnis beeinträchtigt, was auf die reduzierte Funktionsweise des Hippocampus zurückzuführen ist. Durch die regelmäßige Beobachtung und das Protokollieren werden Aufmerksamkeits- und Gedächtnisprozesse gefördert. Sie wissen ja, dass die Hirnregionen, die für die Aufmerksamkeit und das Gedächtnis zuständig sind, wieder Anregungen brauchen, damit sie ihr normales Funktionsniveau erreichen können.

Falls Sie glauben, dass Ihre Stimmung immer gleich schlecht ist und es keine Nuancen gibt, ist das ein Zeichen dafür, dass Ihre Depression schwerer ist. Von daher ist es umso wichtiger, dass Sie lernen, die kleinen Nuancen der Stimmungslagen wieder wahrzunehmen.

Indem Sie das Stimmungsbarometer regelmäßig als Instrument im Alltag gebrauchen und Ihre Stimmung über den Tagesverlauf protokollieren, werden Sie wieder wahrnehmen können, welche Unterschiede in Ihrer Befindlichkeit auftauchen.

Das Stimmungsbarometer verbessert nicht nur die Selbstwahrnehmung und die Aktivität der daran beteiligten Hirnregionen, sondern es zeigt Ihnen darüber hinaus an, unter welchen Bedingungen sich Ihre Stimmung verschlechtert oder verbessert. Ereignisse und Aktivitäten können sich in negativer, aber auch in positiver Weise auf unsere Gefühlszustände auswirken.

Es ist ausgesprochen wichtig, dass Sie herausfinden, welche konkreten Situationen in Ihrem Alltag auf Ihre Gemütslage welchen Einfluss nehmen. Welche Bedingungen sind es, die auf Ihre Stimmung drücken, und welche sind dazu in der Lage, Ihre Stimmung anzuheben?

Indem Sie sich selbst genau beobachten, werden Sie den unmittelbaren Einfluss von Ereignissen und Aktivitäten auf Ihre Gefühlswelt zunehmend besser beurteilen können. Sie werden nun mit Hilfe des Stimmungsbarometers herausfinden, welche Faktoren in Ihrem Alltag sich negativ und welche sich positiv auf Ihre Befindlichkeit auswirken. Es geht also darum, die Stimmungskiller und die Stimmungsaufmunterer aufzuspüren.

Fortsetzung Fall 1 (➡ S. 18)

Zur Veranschaulichung, wie das Stimmungsbarometer in der Therapie sinnvoll eingesetzt werden kann, möchte ich Ihnen die Antworten von Theresa B. vorstellen. Frau B. ist die 35-jährige Patientin, die sich seit Monaten kraftlos, erschöpft und ohne Antrieb fühlte, sodass sie sogar ihre Lieblingstätigkeit, mit dem Hund Spaziergänge zu unternehmen, aufgab.

Als ich Frau B. darum bat, die Stimmungsaufmunterer und -killer zu identifizieren, hatte sie anfangs Probleme damit, genau zu benennen, was sich konkret auf ihr Befinden auswirkt.

Durch eine genaue Selbstbeobachtung im Alltag gelang es ihr nach und nach, einige eindeutige Stimmungsaufmunterer und -killer zu identifizieren. Dazu benutzte sie zu Hause über eine Woche mehrmals täglich das Stimmungsbarometer und protokollierte ihre Beobachtungen. Dadurch gelang es ihr, die Faktoren herauszufinden, die nachweislich negativen bzw. positiven Einfluss auf ihre Gefühlslage nahmen.

Das Stimmungsbarometer erweist sich als ausgesprochen nützlich, wenn wir beurteilen möchten, welche Einflüsse in positiver wie in negativer Richtung unsere Gefühlslage beeinflussen.

Bei Frau B. spielte der Geräuschpegel, dem sie viel zu oft ausgesetzt war, eine sehr wichtige Rolle. Sie arbeitete 30 Stunden in einem Großraumbüro und auch zu Hause kam sie kaum zur Ruhe, weil die Wohnung sehr hellhörig war. Außerdem überforderte sie sich durch zu viele Verpflichtungen und zu wenig Ausgleich. Die Antworten zeigen sehr deutlich, welche

Problembereiche im Rahmen der Verhaltenstherapie zu allererst angegangen werden sollten. Versuchen Sie nun selbst zu entdecken, welche Bedingungen positiven bzw. negativen Einfluss auf Ihr persönliches Stimmungsbarometer nehmen.

Patientin: _Theresa B._   Alter: _35 Jahre_
Datum: _14.04.2014_

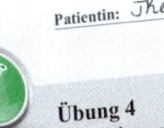

Übung 4
Das Stimmungsbarometer:
Stimmungskiller und -aufmunterer

Finden Sie mit Hilfe des Stimmungsbarometers heraus, was Ihre Stimmung verschlechtert und was Ihre Stimmung verbessert:
Was verschlimmert Ihre depressive Stimmung? Wie stark schätzen Sie die negative Wirkung auf Ihre Stimmung ein? Benutzen Sie dazu das Stimmungsbarometer.

Lärm - 60%
viel Arbeit auf dem Schreibtisch -20%
ständige Unterbrechungen, wenn ich meine
Arbeit machen will   - 50%
die vielen Ratschläge meines Ehemannes
und meiner Mutter   - 30%
die ständigen Gedanken - 50%

Was macht die Depression erträglich bzw. verbessert die Stimmung? Wie stark schätzen Sie die positive Wirkung auf Ihre Stimmung ein? Benutzen Sie dazu das Stimmungsbarometer.

absolute Ruhe +40%
unseren Hund streicheln und füttern +30%
weniger Pflichten und mehr Zeit +60%
mit meiner Freundin telefonieren +30%

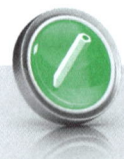

Übung 4
Das Stimmungsbarometer:
Stimmungskiller und -aufmunterer

Finden Sie mit Hilfe des Stimmungsbarometers heraus, was Ihre Stimmung verschlechtert und was Ihre Stimmung verbessert:

Was verschlimmert Ihre depressive Stimmung? Wie stark schätzen Sie die negative Wirkung auf Ihre Stimmung ein? Benutzen Sie dazu die linke Minus-Skala des Stimmungsbarometers.

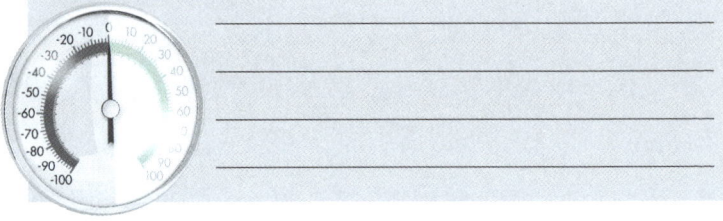

Was macht die Depression erträglich bzw. verbessert die Stimmung? Wie stark schätzen Sie die positive Wirkung auf Ihre Stimmung ein? Benutzen Sie dazu die rechte Plus-Skala des Stimmungsbarometers.

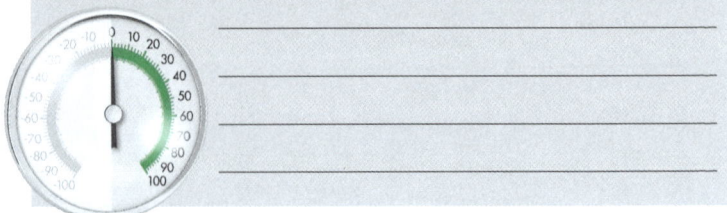

10. Ziele und Etappen aus dem Stimmungstief

Sie lesen gerade in diesem Selbsthilferatgeber und denken vermutlich daran, selbst etwas an Ihrer Lage ändern zu wollen. Haben Sie vor, sich wieder besser zu fühlen, sich öfter freuen zu können oder aktiver zu sein? Was auch immer es ist, machen Sie sich auf den Weg, es herauszufinden. Was wünschen Sie sich? Was soll anders werden? Was möchten Sie konkret verändern?

Nur wenige Abenteurer begeben sich auf eine Reise, ohne das Ziel zu kennen. Die meisten Menschen bevorzugen es, den Ankunftsort ihrer Reise im Vorfeld selbst festzulegen. Wenn wir uns auf den Weg machen, etwas in unserem Leben zu verändern, verhält es sich genauso – wir brauchen ein konkretes Ziel, um die Orientierung zu behalten und den richtigen Weg einzuschlagen. Deshalb ist es wichtig, dass Sie eine Vorstellung davon entwickeln, was sich verändern bzw. was anders werden soll.

Zu Beginn jeder Verhaltenstherapie ermitteln der Therapeut und der Patient gemeinsam die ersten Ziele, die durch die Therapie erreicht werden sollen. Ein Therapiebeginn ohne konkrete Zielsetzung wäre unsinnig, denn Patient und Therapeut benötigen eine Übereinstimmung in der Zielformulierung, damit die Veränderungsschritte in die richtige Richtung geplant und unternommen werden können. Was sollte es auch nutzen, wenn der Therapeut ein anderes Ziel verfolgen würde als sein Patient? Dann bleibt die berühmte Karre im Dreck stecken, obwohl Therapeut und Patient viel Arbeit und Zeit investiert haben und dies nur, weil beide die Karre in unterschiedliche Richtungen bewegen wollten.

Ein Therapieziel sollte motivierend sein, sonst wird der Patient nicht dazu bereit sein, es langfristig zu verfolgen. Wie Sie ja bereits wissen, gibt es während des Lernprozesses

Phasen, in denen es zu einem inneren Konflikt kommen kann. Zweifel stellen sich ein und es besteht die Gefahr, das ursprüngliche Vorhaben aufzugeben. Gerade in dieser Phase hilft es, sich bewusst zu sein, welchen persönlichen Wert das Ziel für uns hat. Nur wenn wir unser Ziel als wertvoll und erreichbar einschätzen, wird es uns gelingen, die typischen Hürden des Lernprozesses zu überwinden.

Es geht vor allem darum, herausfinden, was Sie selbst möchten. Was andere Menschen, wie Ihre Familie oder Ihre Kollegen oder sonst wer möchte, ist zunächst einmal zweitrangig. Sie stehen im Mittelpunkt des Veränderungsprozesses. Was möchten Sie ändern? Was wünschen Sie sich, was anders werden soll? Damit Sie Ihre eigenen Wünsche und Bedürfnisse herausfinden, ist es notwendig, dass Sie sich ganz konkrete Gedanken darüber machen, was Sie sich genau wünschen, unabhängig davon, ob Sie im Moment glauben, Ihre Ziele überhaupt erreichen zu können.

Jede depressive Phase ist irgendwann vorbei. Wenn Sie in ein tiefes schwarzes Loch gefallen sind, können Sie sich vermutlich noch nicht vorstellen, dass Sie irgendwann einmal wieder mit beiden Beinen auf der Erde stehen und die Sonne genießen können. Versuchen Sie trotzdem – so gut es Ihnen jetzt möglich ist – sich mit vier Fragen auseinanderzusetzen, um damit zu beginnen, Ihr Problem zu lösen. Bevor Sie die folgende Übung gleich selbst durchführen, möchte ich Ihnen die Antworten von Frau B. als Beispiel geben.

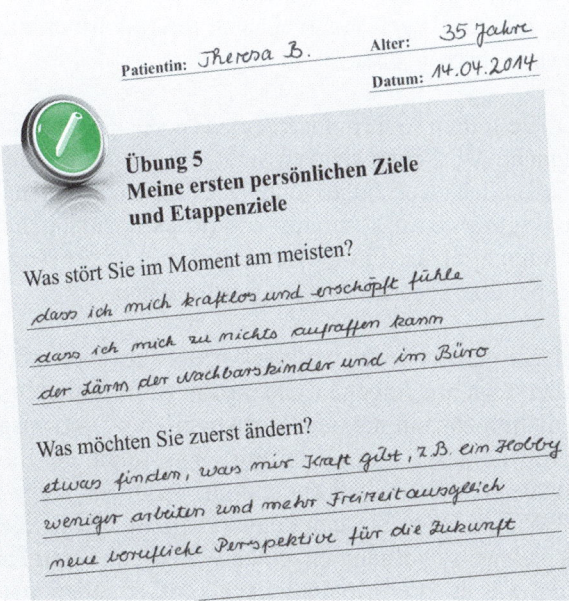

Patientin: *Theresa B.*   Alter: *35 Jahre*
Datum: *14.04.2014*

Übung 5
Meine ersten persönlichen Ziele
und Etappenziele

Was stört Sie im Moment am meisten?

dass ich mich kraftlos und erschöpft fühle

dass ich mich zu nichts aufraffen kann

der Lärm der Nachbarskinder und im Büro

Was möchten Sie zuerst ändern?

etwas finden, was mir Kraft gibt, z. B. ein Hobby

weniger arbeiten und mehr Freizeitausgleich

neue berufliche Perspektive für die Zukunft

Falls Sie bei der Zielfindung auf die Idee kommen, dass andere sich ändern sollten, damit es Ihnen besser geht, verwerfen Sie solche unrealistischen Zielvorstellungen am besten sofort. Sie vergeuden mit diesem Vorhaben unnötig Zeit und viel Energie und werden am Ende kaum erfolgreich sein. Achten Sie bei Ihrer eigenen Zielformulierung stets darauf, dass Ihr Ziel unter Ihrer eigenen Kontrolle bzw. unter Ihrem eigenen Einfluss steht und nicht von anderen Menschen oder günstigen Umständen abhängig ist. Angenommen, Sie führen Ihre Depression auf eine seit langem bestehende Ehekrise zurück und Sie denken, wenn Ihr Partner sich nur ändern würde, dann wäre alles wieder gut. Dieser Gedanke ist nicht zielführend, denn Sie versuchen, Ihren Partner und nicht Ihr eigenes Verhalten zu ändern. Ihr Partner sieht womöglich gar nicht ein, dass er etwas ändern sollte und ärgert sich, dass er jetzt auch noch an Ihrer Depression Schuld sein soll. Sie stecken nun in einer Zielfalle, weil die Erreichung des Ziels in Ihren Augen viel mehr von Ihrem Partner abhängt als dass es in Ihrer eigenen Hand liegt.

Ihre Ziele sollten so formuliert sein, dass sie auch realisierbar sind. Manche Menschen stecken sich zu hohe Ziele, die eher unwahrscheinlich zu erreichen sind. Das führt nicht selten dazu, dass Angstgefühle aufkommen, sobald es darum geht, das Vorhaben umzusetzen. Ein typisches Beispiel ist die Angst, zu versagen bei überzogenen Leistungsansprüchen.

Damit Sie genau wissen, was Sie konkret anstreben möchten, ist es äußerst wichtig, eigene Ziele positiv zu formulieren. „Ich möchte nicht mehr mit meinem Partner streiten", ist beispielsweise eine negative Formulierung. Was möchten Sie bei Meinungsverschiedenheiten anders tun, wenn Sie nicht mehr streiten? Wie möchten Sie sich konkret verhalten? Sie könnten sich beispielsweise vornehmen, einen Wunsch an Ihren Partner zu richten, was er Ihrer Meinung nach konkret anders machen könnte, statt ihm Vorwürfe zu machen. Sie könnten sich vornehmen, das Gespräch zu unterbrechen, sobald einer von ihnen laut wird, und es zu einer anderen Zeit fortführen.

Ihr Vorhaben, das Stimmungstief zu verlassen, wird nur gelingen, wenn Sie für sich, für Ihr Denken und für Ihr Handeln ganz allein die Verantwortung übernehmen. Sie stärken dadurch Ihre Selbstwirksamkeit, was es Ihnen erleichtern wird, die Höhen und Tiefen des Lebens zu meistern.

Zielsetzungen, die den gewünschten Veränderungsprozess unterstützen, sind besonders geeignet, wenn sie bestimmte Kriterien erfüllen.

Sechs Kriterien für die Zielformulierung

Das gewählte Ziel sollte...
* die Motivation stärken,
* zu den persönlichen Werten passen,
* realistisch erreichbar sein,
* positiv formuliert sein,
* so umgesetzt werden können, dass die Erreichung überprüft werden kann und
* so umgesetzt werden können, dass es in der eigenen Macht steht, es zu erreichen.

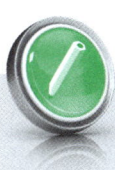

Übung 5
Meine ersten persönlichen Ziele und Etappenziele

Was stört mich im Moment am meisten?

_____

_____

_____

Was möchte ich zuerst ändern?

_____

_____

_____

Ich weiß von etlichen Patienten, dass die erste Zielfindung nicht ganz leicht ist, doch trotzdem ist sie notwendig, um das eigene Boot in die richtige Richtung zu steuern. Schließlich geht es auch in der Therapie darum, den Kurs zu halten, auch wenn die äußeren Bedingungen und Umstände sich ändern. Es ist der Steuermann, der bei wechselnden Wetterbedingungen den Kurs einstellen muss, sodass das eigene Boot den Zielhafen sicher erreicht. Das Wetter können wir nicht selbst bestimmen, aber wir können entsprechend die Segel setzen. Das Ziel sollten wir dabei immer im Auge behalten. Manchmal müssen wir vielleicht einen Umweg in Kauf nehmen, aber ein anderes Mal können wir direkten Kurs nehmen. Genauso wird es Ihnen gelingen, wenn Sie sich auf den Weg machen, Ihr Stimmungstief zu überwinden.

Wählen Sie ein einziges Ziel aus, das Sie als erstes in Angriff nehmen möchten. Entweder nehmen Sie das dringendste Ziel oder das, was Sie am leichtesten umsetzen können. Das Ziel, das Sie leicht erreichen können, verspricht die besseren Erfolgsaussichten. Eines von Frau B.'s ersten Zielen war es, eine neue berufliche Perspektive für die Zukunft zu finden. Dies ist meiner Erfahrung nach kein gutes Ziel, um gleich damit zu beginnen, vor allem nicht, wenn man in einem schweren Stimmungstief steckt. Es sei denn, es gibt bereits gute Voraussetzungen, z. B. ein konkretes Stellenangebot. Ein Hobby zu finden, ist demgegenüber leichter zu erreichen. In jedem Fall ist es sehr hilfreich, den Weg zum Ziel in kleine Etappen aufzuteilen.

Fortsetzung Fall 1 (➡ S. 18)

Theresa B. plante folgende Schritte, um ein für sie passendes Hobby zu finden. Als erste Etappe legte sie fest, auf einer Liste alles aufzuschreiben, was sie in der Vergangenheit interessiert hatte. Dann erkundigte sie sich bei Freundinnen nach der Freizeitgestaltung. Was sie nicht wusste, war, dass eine alte Schulfreundin mehrere Handarbeitskurse besucht hatte und eifrig nähte und strickte. Frau B. erinnerte sich, dass sie in der Schulzeit am liebsten das Fach Handarbeiten mochte. Als nächste Etappe wollte sie sich einen festen Platz in der Wohnung für ihre Handarbeiten gemütlich einrichten. Der nächste Schritt war, festzulegen, mit welcher Handarbeit sie beginnen wollte und das Material zu besorgen. Dann reservierte sie eine Zeit, um möglichst ungestört handarbeiten zu können. Um den Lärm zu umgehen, wählte sie einen Vormittag, wenn die Nachbarskinder in der Schule waren. Am Abend, wenn der Lärmpegel voraussichtlich unangenehm sein würde, stellte sie ihre Lieblingsmusik ein.

Frau B. machte die Erfahrung, dass sie beim Handarbeiten so konzentriert bei der Sache war und alles um sich herum vergaß, wie sie es seit Beginn der Depression nicht mehr erlebt hatte. Sogar den Geräuschpegel – ihr größter Stimmungskiller – konnte sie so gut ausblenden, dass sie ganz erstaunt darüber war, wie wenig der Lärm ihr plötzlich ausmachte, nur weil ihre Aufmerksamkeit ganz und gar auf die Handarbeit gerichtet war. Seit dieser Erfahrung gelangte sie zu der Erkenntnis, dass sie dem Lärm nicht hilflos ausgeliefert war, sondern selbst Einfluss darauf nehmen konnte, wie sie ihn empfand.

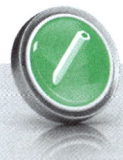

Übung 6
Mein erstes Ziel aus dem Stimmungstief und die Etappen dorthin

Formulieren Sie Ihr erstes Ziel, das Sie erreichen möchten:

Mein erstes Ziel ist, _____

_____

_____

_____

Legen Sie nun fest, in welchen kleinen Etappen Sie Ihr Ziel in die Tat umsetzen möchten:

_____

_____

_____

_____

_____

_____

Um Sie darin zu unterstützen, Ihr Ziel zu erreichen, wird Ihnen die Vorstellungsübung „Drei innere Auslöser" helfen. Die Übung 7 (➡ S. 77-81) eignet sich bei leichten bis mittelschweren Depressionen, jedoch nicht bei schweren depressiven Episoden. Falls Sie sich momentan noch in einer schweren depressiven Phase befinden, sollten Sie diese Übung momentan auslassen, da sie Ihnen sehr wahrscheinlich noch nicht helfen wird. Sie können diese Übung zu einem späteren Zeitpunkt durchführen, wenn Sie sich wieder besser fühlen. Während der Übung werden Sie angeleitet, sich an eine vergangene Situation zu erinnern, in der Sie sich in einem positiven Gefühlszustand befanden.

Die Übung hat das Ziel, eine Assoziation zwischen einem bestimmten positiven Gefühlszustand und dem gewünschten Ziel, das Sie sich vorgenommen haben, herzustellen. Wie Sie bereits wissen, ist unser Gehirn ein Lernorgan und wir können die Fähigkeit unseres Gehirns zur neuronalen Plastizität nutzen. Das bedeutet, dass Nervenzellen, die gemeinsam aktiviert werden, sich auch miteinander verbinden (➡ Hebb'sches Gesetz S. 61). Je öfter die Nervenzellen gemeinsam feuern, desto mehr verbessert sich auch ihre synaptische Übertragungsbereitschaft. Denken Sie daran, wie aus einem Trampelpfad ein Weg, eine Straße und schließlich eine Autobahn entsteht.

Während der Übung werden innere Auslöser geschaffen, die mit einem positiven Gefühlszustand gekoppelt werden, den Sie in der Vergangenheit schon einmal erlebt haben.

Je intensiver Sie das positive Gefühl wieder erleben, desto besser gelingt es Ihnen, dieses positive Gefühl mit einem inneren Auslöser zu verbinden.

Innere Auslöser werden auch als Anker bezeichnet. Anker sind Reize, die einen bestimmten emotionalen Zustand auslösen. Im Alltag kommen Anker sehr häufig vor, z. B. ein Lied im Radio ruft in uns Erinnerungen und die damit verbundenen Gefühlszustände wach, oder das Klingeln des Weckers versetzt uns in einen bestimmten Zustand. Oder der Geruch eines Putzmittels „beamt" uns sofort in eine Situation aus der Vergangenheit, die uns im Moment ganz real erscheint. Dies sind äußere Anker.

Es gibt aber auch innere Anker, die ebenfalls in uns bestimmte Emotionen auslösen. Innere Anker können in verschiedenen Sinnesmodalitäten geschaffen werden, z. B. als Geste (kinästhetischer Sinn), als Wort oder als ein Satz (akustischer Sinn) und als Symbol (visueller Sinn). Diese drei inneren Auslöser werden wir bei Übung 7 nutzen. Beispielsweise löst das Wort „Prüfung" (akustischer Sinn) bei vielen Menschen Stress oder gar Angstgefühle aus. In der Übung geht es darum, innere Auslöser mit einem positiven Gefühlszustand zu verbinden. Gelingt dies, so eröffnet sich für Sie die Möglichkeit, die gelernten inneren Auslöser bzw. Anker zu jeder Zeit und in jeder beliebigen Situation zu nutzen, um das positive Gefühl wieder auszulösen. Mit Hilfe der Anker können Sie das Programm für den positiven Gefühlszustand jederzeit wieder einschalten. Diese Fähigkeit wird Ihnen helfen, Ihr Ziel leichter zu erreichen.

Achten Sie bei der Übung darauf, dass Sie die Anker bzw. inneren Auslöser genau dann einsetzen, wenn Sie den positiven Gefühlszustand ganz intensiv erleben. Ob dieser Lernvorgang erfolgreich war, können Sie durch einen einfachen Test feststellen. Dazu aktivieren Sie nacheinander die drei inneren Auslöser bzw. Anker und achten darauf, ob Sie den positiven Gefühlszustand direkt danach erleben.

Falls diese Vorstellungsübung zum jetzigen Zeitpunkt noch nicht richtig klappt, probieren Sie es nach einigen Wochen noch einmal. Setzen Sie sich nicht unter Druck, wenn es Ihnen jetzt noch nicht gelingt, einen positiven Gefühlszustand lebhaft wieder zu erleben. Normalerweise werden solche Übungen durch einen Psychotherapeuten angeleitet, sodass es dem Patienten leichter gelingt, die Anweisungen umzusetzen.
Diejenigen, die über eine gute Vorstellungsgabe verfügen, werden von dieser Übung profitieren können. Sobald Sie an Ihr Ziel denken, können Sie die mental vorbereiteten inneren Auslöser nacheinander einsetzen, um den positiven Gefühlszustand zu aktivieren.

⇒ Sie können sich die Übung 7 auf der Seite
http://www.arps-verlag.de/depressionen-symptome.html
auch direkt anhören oder als MP3-File kostenlos downloaden.

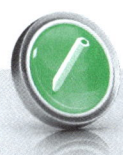

Übung 7
Drei innere Auslöser

Es geht bei dieser Vorstellungsübung darum, Ihr gewünschtes Ziel in der Zukunft mit einem bestimmten positiven Gefühlszustand zu verankern.

Begeben Sie sich an einen ruhigen Ort, wo Sie für die Dauer der Übung ungestört sein können. Setzen Sie sich aufrecht hin. Lockern Sie noch angespannte Muskeln. Atmen Sie einige Male tief ein und aus. Lenken Sie Ihre Aufmerksamkeit von außen nach innen.

1. Wie Sie sich das erwünschte Ziel vergegenwärtigen

Denken Sie an das Ziel, das Sie sich vorgenommen haben. Benennen Sie das Ziel in Ihren eigenen Worten.

Denken Sie an eine bestimmte Situation, in der Sie sich in der Weise verhalten und fühlen möchten, wie es Ihrem Ziel entspricht. Welche zukünftige Situation haben Sie vor Ihrem inneren Auge?

2. Wie Sie einen positiven Gefühlszustand finden und wieder erleben

Stellen Sie sich nun vor, dass Sie Ihr Ziel bereits erreicht haben. Malen Sie sich aus, wie Sie sich in der zukünftigen Situation fühlen und verhalten, genauso wie Sie es sich wünschen.

Wählen Sie sich aus den vielen möglichen Gefühlszuständen ein bestimmtes Gefühl aus, das Sie am liebsten in dieser Situation erleben würden. Es kann jeder beliebige positive Gefühlszustand sein, z. B. Ausdauer, Gelassenheit, Humor, Mut, Selbstvertrauen oder Kreativität, was auch immer Ihnen als geeignet für diese Situation einfällt.

Wenn Sie wissen, welcher positive Gefühlszustand es ist, den Sie gerne erleben möchten, benennen Sie ihn ganz konkret.

Suchen Sie nun nach einer Lebenssituation in der Vergangenheit, in der Sie diesen Gefühlszustand bereits erlebt und gespürt haben. Nehmen Sie sich Zeit und beobachten Sie, welche Situationen vor Ihrem inneren Auge auftauchen. Wählen Sie die deutlichste und intensivste von diesen Situationen aus.

3. Wie Sie drei innere Auslöser an den positiven Gefühlszustand koppeln

3. 1 Kinästhetischer Auslöser
Vergegenwärtigen Sie sich nun die vergangene Situation und erleben Sie das positive Gefühl jetzt noch einmal, so intensiv es Ihnen möglich ist. Wenn Sie das positive Gefühl ganz intensiv spüren, führen Sie den Daumen und die Zeigefinger-spitze einer Hand zusammen. Erleben Sie den Gefühlszustand für einen Moment ganz bewusst und intensiv in Ihrem Körper, während Sie diese Fingerstellung beibehalten.
Nun lösen Sie die Fingerspitzen wieder voneinander.

Jetzt wiederholen Sie diesen Vorgang noch einmal. Erleben Sie den positiven Gefühlszustand ganz intensiv. Sobald Sie ihn ganz bewusst und intensiv spüren, führen Sie den Daumen und die Zeigefingerspitze wieder in derselben Weise zusammen. Halten Sie das positive Gefühl und die Geste für ein paar Sekunden. Dann lösen Sie sich wieder von dem positiven Gefühlszustand und von der Geste.

3. 2 Akustischer Auslöser

Welches Wort oder welcher Satz passt zu dem positiven Gefühlszustand? Das Wort oder der Satz sollte leicht erinnerbar sein. Sprechen Sie das Wort und den Satz in dem Tonfall und in der Art und Weise aus, dass sich die Formulierung im Einklang mit dem positiven Gefühl befindet. Probieren Sie mehrere Möglichkeiten aus, bis Formulierung und Tonfall dazu passen.

Vergegenwärtigen Sie sich nun die vergangene Situation und erleben Sie das positive Gefühl jetzt noch einmal, so intensiv wie möglich. Wenn Sie das positive Gefühl ganz intensiv spüren, sagen Sie sich das Wort bzw. den Satz. Erleben Sie den Gefühlszustand für einen Moment ganz bewusst und intensiv in Ihrem Körper, während Sie sich das Wort bzw. den Satz innerlich vorsagen.
Jetzt lösen Sie sich wieder davon.

Wiederholen Sie diesen Vorgang noch einmal. Erleben Sie den positiven Gefühlszustand ganz intensiv. Sobald Sie ihn ganz bewusst und intensiv spüren, sagen Sie sich das Wort bzw. den Satz. Halten Sie das positive Gefühl und das Wort bzw. den Satz ein paar Sekunden in Ihrer Vorstellung. Dann lösen Sie sich wieder von dem positiven Gefühlszustand und dem Wort bzw. dem Satz.

3. 3 Visueller Auslöser

Wählen Sie nun ein Symbol, was zu diesem positiven Gefühlszustand passt. Wie sieht es aus, welche Form und welche Farbe hat es?

Vergegenwärtigen Sie sich nun die vergangene Situation und erleben Sie das positive Gefühl jetzt noch einmal, so intensiv wie es Ihnen möglich ist. Wenn Sie das positive Gefühl ganz intensiv spüren, stellen Sie sich Ihr Symbol vor.

Erleben Sie den Gefühlszustand für einen Moment ganz bewusst und intensiv in Ihrem Körper, während Sie sich das Symbol vorstellen. Lösen Sie sich wieder davon.

Wiederholen Sie diesen Vorgang noch einmal. Erleben Sie den positiven Gefühlszustand ganz intensiv. Sobald Sie ihn ganz bewusst und intensiv spüren, stellen Sie sich Ihr Symbol vor. Halten Sie das positive Gefühl und Ihr Symbol ein paar Sekunden in Ihrer Vorstellung. Dann lösen Sie sich wieder von dem positiven Gefühlszustand und dem Symbol.

4. Wie Sie die drei inneren Auslöser testen

Sie haben nun drei innere Auslöser für das positive Gefühl gefunden: einen kinästhetischen, einen akustischen und einen visuellen Auslöser. Aktivieren Sie nun den positiven Gefühlszustand, indem Sie alle drei inneren Auslöser nacheinander einsetzen: die Fingerspitzen zusammenführen, das Wort bzw. den Satz aussprechen und sich das Symbol vorstellen. Wiederholen Sie diesen Vorgang noch einmal.

5. Wie Sie die drei inneren Auslöser mit der zukünftigen Situation koppeln

Wenn es Ihnen gelungen ist, den positiven Gefühlszustand durch die drei Auslöser zu aktivieren, dann gehen Sie nun mit Ihrer Vorstellung zu der zukünftigen Situation, in der Sie

Ihr Ziel erreichen möchten. Stellen Sie sich diese Situation genau vor.

Wenn Sie die Situation präsent haben, dann setzen Sie jetzt nacheinander Ihre drei inneren Auslöser ein. Sobald Sie den positiven Gefühlszustand ganz intensiv erleben, lösen Sie sich wieder von der Vorstellung der zukünftigen Situation und den drei inneren Auslösern.

Wiederholen Sie diesen Vorgang des An- und Ausschaltens noch zwei Mal:

Vergegenwärtigen Sie sich die zukünftige Situation und setzen Sie die drei inneren Auslöser ein. Wenn Sie den positiven Gefühlszustand ganz intensiv erleben, lösen Sie sich wieder von der Vorstellung und den drei Auslösern.

Falls Sie diese Übung für die Erreichung noch weiterer Ziele nutzen möchten und dazu einen anderen Gefühlszustand benötigen, sollten Sie jeweils neue Anker bzw. innere Auslöser setzen, da Anker immer einzigartig bleiben sollten, damit sie wirksam sein können.

Beachten Sie: Ein Anker sollte stets mit nur einem einzigen Gefühlszustand verknüpft werden, den Sie klar und vollständig wieder erleben.

11. Lernerfolgskontrolle 2

Damit Sie feststellen können, ob Sie die wichtigsten Informationen dieses Kapitels gut verstanden haben, haben Sie nun die Gelegenheit, Ihr neues Wissen zu überprüfen.

Übung 8A
Wissenstest:
Das Vorbereitungstraining

Die folgenden Sätze enthalten richtige und falsche Aussagen. Entscheiden Sie bei jeder Aussage, ob sie zutreffend ist oder nicht.

1. Bei Lernprozessen ist es besonders zielführend, nach dem Prinzip „Versuch und Irrtum" vorzugehen.
   ○ richtig   ○ falsch

2. Misserfolge beim Üben einer neuen Fähigkeit können Zweifel auslösen, ob man das Vorhaben auch erreichen kann.
   ○ richtig   ○ falsch

3. Regelmäßiges Üben fördert den Erwerb von Fähigkeiten.
   ○ richtig   ○ falsch

4. Durch Übung kann man die Übertragungsbereitschaft von Nervenzellen verbessern.
   ○ richtig   ○ falsch

5. Indem man das Stimmungsbarometer einmal pro Woche anwendet, kann man Unterschiede in der Stimmung entdecken.
   ○ richtig   ○ falsch

6. Mit dem Stimmungsbarometer kann man herausfinden, welche Faktoren im Alltag sich positiv auf die Befindlichkeit auswirken.
   ○ richtig   ○ falsch

7. Hohe Zielsetzungen sind besonders dazu geeignet, viel zu erreichen.
   ○ richtig   ○ falsch

8. Das Ziel, möglichst schnell aus dem Stimmungstief zu kommen, setzt Menschen mit Depressionen zusätzlich unter Druck und verschlechtert sehr wahrscheinlich das Stimmungstief.
   ○ richtig   ○ falsch

9. Eigene Ziele sollten so definiert sein, dass sie von anderen Menschen gebilligt werden.
   ○ richtig   ○ falsch

10. Das Ziel „Ich möchte mich nicht mehr zurückziehen", ist positiv formuliert.
    ○ richtig   ○ falsch

11. Das Ziel, in einem Konflikt seine eigene Meinung zu behaupten, ist positiv formuliert.
    ○ richtig   ○ falsch

12. Um ein Ziel wahrscheinlicher zu erreichen, hilft es, sich einen positiven Gefühlszustand zu vergegenwärtigen.
    ○ richtig   ○ falsch

Die Lösungen zur Lernerfolgskontrolle finden Sie auf Seite 193.

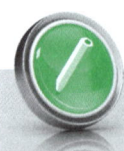

Übung 8B
Liste der Selbsthilfeübungen

Bitte beurteilen Sie die Selbsthilfestrategien mit den Smiley-Symbolen (☺ ☺ ☹), inwieweit sie Ihnen geholfen haben.

4. Das Stimmungsbarometer: Stimmungskiller und –aufmunterer (➡ S. 66) ☺ ☺ ☹

5. Meine ersten persönlichen Ziele und Etappenziele (➡ S. 71) ☺ ☺ ☹

6. Mein erstes Ziel aus dem Stimmungstief und die Etappen dorthin (➡ S. 73-74) ☺ ☺ ☹

7. Drei innere Auslöser (➡ S. 77-81) ☺ ☺ ☹

8. Lernerfolgskontrolle 2 (➡ S. 82-85) ☺ ☺ ☹

Übung 8C
Persönliche Auswertung

Welche Erkenntnisse bzw. Informationen empfanden Sie als wichtig, wertvoll und hilfreich?

_____

_____

_____

_____

_____

Welche Erfahrungen, die Sie bei der Durchführung der Übungen gesammelt haben, empfanden Sie als wichtig, wertvoll und hilfreich?

_____

_____

_____

_____

_____

Worauf möchten Sie in Zukunft mehr achten, damit sich Ihre depressiven Beschwerden bessern?

_____

_____

_____

_____

Teil 3:
Das Aktivitäts- und Belohnungstraining

„Stimmung und Aktivitäten hängen miteinander zusammen."

Damit Patienten, die sich in einem depressiven Stimmungstief befinden, sich wieder besser fühlen können, ist es in der KVT von Depressionen ein wichtiges Anliegen, den Patienten aus der Lethargie und Passivität heraus zu holen.

Wer depressiv ist, dem erscheint nahezu jede anstehende Aktivität wie ein unüberwindbarer Berg. Nichtstun erscheint leichter als sich an eine Aktivität heranzuwagen. Schon alltägliche Aufgaben, die früher leicht von der Hand gingen, wie z. B. den Haushalt oder den Einkauf, erleben Menschen mit Depressionen als belastend. Sie neigen dazu, die mit dem Handeln verbundenen Schwierigkeiten zu überschätzen, während sie gleichzeitig die eigenen Fähigkeiten, die Hürden zu meistern, unterschätzen.

Sogar eigentlich angenehme Aktivitäten empfinden Menschen in einer depressiven Phase nicht mehr als ansprechend, sodass solche Aktivitäten viel zu selten wahrgenommen werden. Diese Verhaltenstendenz zeigt sich, wie Sie bereits wissen, auch in den neuronalen Strukturen (⟹ S. 46-53), wie beispielsweise dem Ungleichgewicht des linken und rechten Präfrontalen Cortex (PFC). Der linke PFC, der für Annäherungsverhalten an Aktivitäten und die Verarbeitung positiver Gefühle zuständig ist, ist bei Menschen mit Depressionen unteraktiviert, während der rechte PFC, der für Vermeidungsverhalten und die Verarbeitung negativer Gefühle zuständig ist, überaktiviert ist.

Von daher gehört es zum klinischen Bild der Depression, dass belohnungsrelevante Situationen vermieden werden und ein Rückzug von Aktivitäten vorherrscht. Durch das gezielte Aktivitäts- und Belohnungstraining kann dieses neuronale

Ungleichgewicht zwischen den beiden Seiten des PFC wieder ausgeglichen werden. Dabei wird der linke PFC gestärkt, indem Sie sich systematisch wieder an Aktivitäten annähern.

Um die neuronalen Verbindungen dieser Hirnregion zu verbessern, gilt es zunächst, den Zusammenhang zwischen Stimmung und Aktivität bewusst wahrzunehmen (12.). Die Anzahl belohnender, angenehmer Aktivitäten kann wieder gesteigert (13.) und das typische Aufschieben von Pflichtaktivitäten überwunden werden (14.). Das Prinzip der Selbstverstärkung (15.) ist ein weiterer wichtiger Bestandteil des Trainings, weil Sie damit lernen können, sich wieder für gewünschtes Verhalten in die richtige Richtung zu unterstützen, statt sich unnötig zu blockieren. Sie können lernen, sich häufiger für kleine Schritte zu loben, statt sich zu kritisieren (16.). Mit Hilfe der Lernerfolgskontrolle können Sie überprüfen, inwieweit Sie die wichtigsten Inhalte dieses Kapitels verinnerlicht haben (17.). Tatsächlich zeigen wissenschaftliche Studien, dass durch das Aktivitäts- und Belohnungstraining die Funktionen der beeinträchtigten neuronalen Strukturen wieder angeregt werden.

Wenn Sie mit dem Training beginnen, ist es erfahrungsgemäß am Anfang ganz normal, zu denken, dass Sie die eine oder andere Aktivität überfordern wird. Doch um herauszufinden, ob dies tatsächlich der Fall ist, müssen Sie es ausprobieren.

Nur indem Sie Ihre pessimistische Erwartung ernsthaft überprüfen, geben Sie sich die Chance, wahrzunehmen, was Sie momentan schon umsetzen können und was noch nicht. Fangen Sie mit kleinen Schritten an. Stehen Sie morgens auf, verrichten Sie die Morgentoilette, frühstücken Sie. Vielleicht erscheint Ihnen ein Kinobesuch momentan als unüberwindbare Herausforderung. Probieren Sie es aus und beobachten Sie die Wirkung dieser Aktivität auf Ihre Stimmung.

12. Den Zusammenhang zwischen Stimmung und Aktivität wahrnehmen

Wie sehr Stimmung und Aktivität voneinander abhängen, ist den meisten Menschen nicht bewusst. Beides, Aktivität und Stimmung, beeinflussen sich gegenseitig. Grundsätzlich fördern angenehme Aktivitäten eine positive Stimmungslage.
Wir empfinden sie als belohnend oder befriedigend oder sie bereiten uns sogar Vergnügen. Eine positive Stimmung bewirkt wiederum, dass wir mehr angenehme Aktivitäten unternehmen. Unangenehme Aktivitäten bringen demgegenüber eher eine schlechte Stimmung hervor und fördern eher, dass wir uns abwenden, z. B. indem wir das Unangenehme aufschieben.

In wissenschaftlichen Studien konnte festgestellt werden, dass die Stimmung am Tag von der Anzahl angenehmer und unangenehmer Aktivitäten eingefärbt wird. Obwohl uns diese Beziehung nur wenig bewusst ist, weil wir sie kaum beachten, zeigt sich dieser Zusammenhang klar und deutlich, wenn die Aktivitäten und die Stimmungen sorgfältig protokolliert werden.

Deswegen sollten Menschen, die sich depressiv fühlen, die Aufmerksamkeit ganz gezielt auf den Zusammenhang zwischen Stimmung und Aktivität richten, indem sie diese beiden Aspekte täglich protokollieren. Dies ist ein erster wichtiger Schritt, den Sie unternehmen sollten, um die depressive Episode zu überwinden. Das folgende Selbstbeobachtungsprotokoll ist für eine Woche vorgesehen. Es soll Ihnen helfen, die Beziehung zwischen Stimmung und Aktivität bei sich selbst zu erfahren.

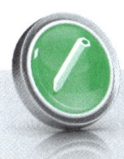

Übung 9
Das Selbstbeobachtungsprotokoll:
Der Zusammenhang zwischen Stimmung
und Aktivität

Notieren Sie über eine Woche Ihre Aktivitäten und die Stimmung, die Sie während der Durchführung dieser Aktivitäten empfinden. Benutzen Sie dazu das Stimmungsbarometer.

Auf den folgenden beiden Seiten finden Sie das Selbstbeobachtungsprotokoll, mit dessen Hilfe Sie täglich Ihre Aktivitäten und die damit verbundene Stimmung aufzeichnen können. Es ist sehr wichtig, dass Sie Ihre Eintragungen zeitnah machen und nicht erst im Nachhinein. Der Grund dafür ist, dass unsere Erinnerungen nicht besonders zuverlässig sind. Legen Sie das Selbstbeobachtungsprotokoll an einen zentralen Platz in Ihrer Wohnung, sodass Sie immer einen leichten Zugriff auf das Dokument haben und es direkt nach einer Aktivität ausfüllen können.

Es ist sinnvoll, das Selbstbeobachtungsprotokoll über mehrere Wochen durchzuführen, deshalb sollten Sie mindestens vier Kopien anfertigen, um Ihre regelmäßigen Beobachtungen auf eine solide Basis zu stellen. Wichtig ist, dass Sie sich selbst von dem Zusammenhang zwischen Stimmung und Aktivität überzeugen können.

Das Selbstbeobachtungsprotokoll

Beobachten Sie regelmäßig den Zusammenhang zwischen Stimmung und Aktivität. Notieren Sie Ihre Beobachtungen direkt nach einer Aktivität.

Zeit	Montag	Dienstag	Mittwoch
6-8			
8-9			
9-10			
10-11			
11-12			
12-13			
13-14			
14-15			
15-16			
16-17			
17-18			
18-19			
19-20			
20-21			
21-22			
22-24			

Aktivität Stimmung

Woche vom ____ . ____ bis ____ . ____ . __________

onnerstag	Freitag	Samstag	Sonntag

In einer depressiven Phase kümmern sich die meisten Betroffenen zu wenig um angenehme, positive Aktivitäten. Stattdessen beschäftigen sie sich überwiegend mit negativen Dingen, vor allem mit Pflichten, die zu erledigen sind, die aber als schwere Last empfunden werden.

Vermutlich geht es Ihnen auch so, dass Sie Ihre Aufmerksamkeit auf die alltäglichen unangenehmen Ereignisse und Aktivitäten richten und sich damit beschäftigen, wie Sie diese vermeiden könnten, während Sie die durchaus auch vorkommenden angenehmen Dinge nicht erkennen oder sogar abwerten – wie z. B. ein gutes Essen, einen Spaziergang bei schönem Wetter oder ein Kompliment.

Während einer depressiven Phase wird die Aufmerksamkeit vorwiegend auf das Schlechte gerichtet, statt auf das Gute und Positive. Diese einseitige Aufmerksamkeitsfokussierung entspricht der übermäßig starken Aktivierung des rechten PFC gegenüber einer zu geringen Aktivität des linken PFC. Um die depressive Phase zu überwinden, ist es deshalb wichtig, dass Sie die angenehmen Dinge wieder gezielt in den Fokus Ihrer Aufmerksamkeit rücken. Die Funktionen des linken PFC werden dadurch wieder gestärkt.

Generell wird die Stimmung nicht nur durch die spezifischen Aktivitätsarten, sondern auch durch das allgemeine Aktivitätsniveau beeinflusst. Wer sich nahezu von allen Aktivitäten zurückzieht, kann kein akzeptables Stimmungsniveau erreichen. Wer sich bemüht, aktiver zu werden, wird eine Besserung der Gesamtstimmungslage feststellen. Das Ziel der folgenden Übung ist es, dass Sie diese Beziehung genau erkennen.
Deshalb haben Sie nun die Gelegenheit, anhand der Selbstbeobachtungsprotokolle der letzten vier Wochen den Zusammenhang zwischen Ihrer Stimmung und Ihrem Aktivitätsniveau zu untersuchen.

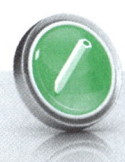

Übung 10
Die Analyse der Beziehung zwischen
Stimmung und Aktivität

Bitte nehmen Sie die Selbstbeobachtungsprotokolle (→ S. 90-91) der letzten vier Wochen zur Hand und tragen Sie die Anzahl positiver Aktivitäten jedes Tages in die folgende Grafik (→ S. 94-95) ein. Tragen Sie anschließend die Werte für Ihre Stimmung ein. Wenn Sie die jeweiligen Punkte ● oder Sterne ✳ miteinander verbinden, erhalten Sie zwei Kurven.
Betrachten Sie den Verlauf der Kurven: Verlaufen sie parallel? Analysieren Sie nun Ihre Aufzeichnungen.

Wählen Sie nun bitte die zwei Tage in jeder Woche aus, an denen Ihre Stimmung <u>am besten</u> war: Berechnen Sie die durchschnittliche Anzahl positiver Aktivitäten für diese Tage.

Wählen Sie anschließend die zwei Tage in jeder Woche aus, an denen Ihre Stimmung <u>am schlechtesten</u> war. Berechnen Sie die durchschnittliche Anzahl positiver Aktivitäten für diese Tage.

Vergleichen Sie die Werte miteinander: Ist die durchschnittliche Anzahl positiver Aktivitäten an den jeweils beiden besseren Tagen höher als an den schlechtesten Tagen?

Durchschnittliche Anzahl positiver Aktivitäten

| | An den zwei <u>besten</u> Tagen | | An den zwei <u>schlechtesten</u> Tagen | |
	1. Tag	2. Tag	1. Tag	2. Tag
1. Woche				
2. Woche				
3. Woche				
4. Woche				

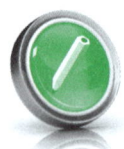

Tabelle zur Analyse

Tragen Sie die Anzahl positiver Aktivitäten und die Werte für Ihre Stimmung in die Tabelle ein.

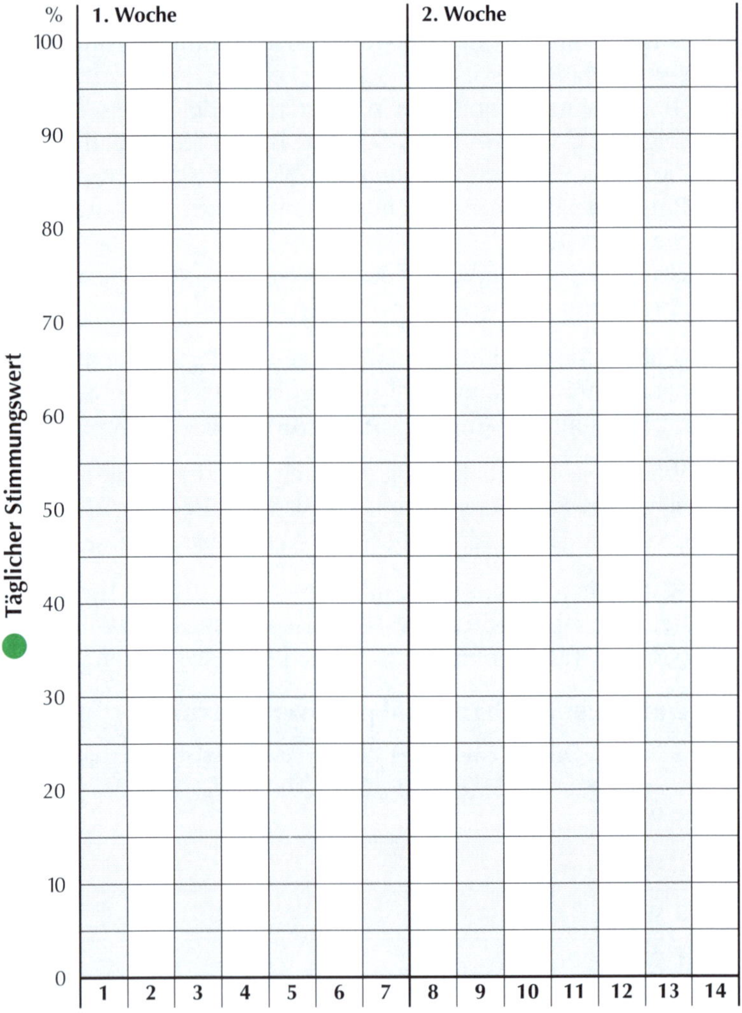

%	1. Woche							2. Woche						
100													
90													
80													
70													
60													
50													
40													
30													
20													
10													
0	1	2	3	4	5	6	7	8	9	10	11	12	13	14

Täglicher Stimmungswert

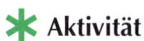 **Aktivität** 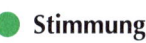 **Stimmung**

3. Woche							4. Woche							

✳ **Anzahl angenehmer Tätigkeiten**

20
19
18
17
16
15
14
13
12
11
10
9
8
7
6
5
4
3
2
1
0

15	16	17	18	19	20	21	22	23	24	25	26	27	28

Betrachten Sie nun Ihre Aufzeichnungen der Selbstbeobachtungsprotokolle (⟶ S. 90-91) der zwei besten Tage :
Welche besonderen Aktivitäten haben Sie unternommen?
Tragen Sie jeweils drei Aktivitäten pro Woche in die folgende Tabelle ein.

Die 3 Aktivitäten an den zwei besten Tagen

	1. Tag			2. Tag		
1. Woche	1	2	3	1	2	3
2. Woche	1	2	3	1	2	3
3. Woche	1	2	3	1	2	3
4. Woche	1	2	3	1	2	3

Betrachten Sie nun Ihre Aufzeichnungen der Selbstbeobachtungsprotokolle (⟶ S. 90-91) der zwei schlechtesten Tage:
Welche besonderen Aktivitäten haben Sie unternommen?
Tragen Sie jeweils drei Aktivitäten pro Woche in die folgende Tabelle ein.

Die 3 Aktivitäten an den zwei schlechtesten Tagen

	1. Tag			2. Tag		
1. Woche	1	2	3	1	2	3
2. Woche	1	2	3	1	2	3
3. Woche	1	2	3	1	2	3
4. Woche	1	2	3	1	2	3

Vergleichen Sie die Aufzeichnungen der zwei besten und der zwei schlechtesten Tage miteinander.

Was geschah an den besten Tagen?

_____

_____

_____

_____

_____

Was fehlte Ihnen an den schlechtesten Tagen, um sich besser zu fühlen?

_____

_____

_____

_____

_____

Wie unterscheiden sich Ihre Aktivitäten an den besten und an den schlechtesten Tagen?

_____

_____

_____

_____

_____

_____

13. Belohnende Aktivitäten steigern

Aktivitäten können sowohl kurzfristige als auch langfristige Auswirkungen haben. Jemand, der depressiv ist, schenkt eher den kurzfristigen negativen Aspekten mehr Beachtung als den langfristigen positiven Aspekten. Belohnungen, die nicht sofort eintreten, sondern zeitlich verzögert, registrieren sie oft nicht. Die meisten Betroffenen wissen durchaus, dass es Ihnen gut tun würde, etwas Bestimmtes zu tun, aber sie konzentrieren sich auf die unmittelbar negativen Auswirkungen. Z. B. „Bewegung an der frischen Luft würde mir gut tun, aber ich kann mich nicht aufraffen."

Mit Hilfe Ihrer regelmäßigen Aufzeichnungen des Selbstbeobachtungsprotokolls von Aktivität und Stimmung (⟶ S. 90-91) über den Zeitraum von vier Wochen, geht es nun darum, den wichtigen Zusammenhang zwischen Aktivität und Stimmung zu nutzen, um Ihre Gefühlslage günstig zu beeinflussen. Indem Sie gezielt bestimmte positive Aktivitäten in Ihren Tagesablauf einplanen und ihren belohnenden Wert wahrnehmen, werden Sie Ihre Stimmung durch eigenes Zutun merklich verbessern können.

Um der Stimmung mehr Auftrieb zu verleihen, hilft es, sich auf die positiven Aspekte einer Aktivität zu konzentrieren, sodass Sie sich eher dazu hingezogen fühlen, etwas Bestimmtes zu tun statt sich davon überfordert zu fühlen. Finden Sie zunächst heraus, welche Aktivitäten mit einer besseren Stimmung verbunden waren, indem Sie die folgende Übung durchführen.

Übung 11
Bilanz der positiven Aktivitäten

Bitte nehmen Sie die Selbstbeobachtungsprotokolle
(➡ S. 90-91) der letzten vier Wochen zur Hand und wählen
Sie die Aktivitäten heraus, die nach Ihrer eigenen Erfahrung
mit einer besseren Stimmung verknüpft waren.

Notieren Sie nacheinander alle Aktivitäten, die Ihnen
positive Gefühle bereitet haben:

_____

_____

_____

_____

_____

_____

_____

_____

_____

_____

_____

_____

_____

_____

_____

_____

Es gibt vermutlich noch weitere positive Aktivitäten, die während des Zeitraums Ihrer Selbstbeobachtung jedoch nicht stattgefunden haben, aber gewiss dazu geeignet sein könnten, Ihre Stimmung zu verbessern. Um das eigene Spektrum der für Sie in Frage kommenden positiven Initiativen zu erweitern, finden Sie im Folgenden eine Liste potenziell angenehmer Aktivitäten.

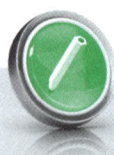

Übung 12
Liste potenziell angenehmer Aktivitäten

Kreuzen Sie in der folgenden Liste an, welche Aktivitäten Sie als angenehm empfinden bzw. welche Aktivitäten Sie, bevor Sie depressiv wurden, als angenehm empfunden haben.

○ **1.** Spaziergang in der Natur

○ **2.** Mit anderen etwas spielen, z. B. Kartenspielen, Brettspiele wie Dame, Schach, Mühle

○ **3.** Sport treiben: z. B. Radfahren, Schwimmen, Laufen, Skifahren

○ **4.** Tanzen

○ **5.** Hobbys pflegen: z. B. Malen, Zeichnen, Handarbeiten, Singen

○ **6.** Ausgehen: z. B. Theater, Kino, Konzert, Kabarett, Ballett

○ **7.** Lieblingsmusik hören

○ **8.** Kontakt aufnehmen und Zeit mit lieben Menschen verbringen: sich mit jemandem treffen, jemanden anrufen

○ **9.** Jemanden etwas schenken oder einen Gefallen erweisen

○ **10.** Ein leckeres Gericht kochen oder etwas backen

○ **11.** Wohnung dekorieren

○ **12.** Sich pflegen: in der Badewanne entspannen, den Körper eincremen, Maniküre

○ **13.** Sich eine Auszeit zur Entspannung nehmen, z. B. QiGong, Yoga, Autogenes Training

○ **14.** Zuneigung und Liebe zeigen

○ **15.** Einkaufs- oder Stadtbummel

○ **16.** Lesen oder ein Hörbuch hören

○ **17.** Arbeiten: z. B. im Garten

○ **18.** Etwas Neues lernen: z. B. eine Fremdsprache, ein Instrument

○ **19.** Massagen, Zärtlichkeiten geben und empfangen

○ **20.** Unternehmungen planen, z. B. Wochenendausflug, Radtour, Wanderung

Wenn Sie diese Liste aufmerksam durchgelesen haben, werden Sie vermutlich ein paar nützliche Anregungen gefunden haben, um Ihr Repertoire mit Annehmlichkeiten zu erweitern.
Vielleicht ist Ihnen sogar die eine oder andere zusätzliche Aktivität eingefallen. Die Liste kann selbstverständlich nicht alle angenehmen Dinge enthalten. Wenn sie allerdings dazu geführt haben sollte, dass sie die eine oder andere Aktivität wieder in Ihr Gedächtnis gerufen hat, so hat sie ihren Zweck erfüllt.

Im nächsten Schritt beginnen Sie damit, Aktivitäten, die Ihnen gut tun, häufiger in Ihren Alltag einzubauen. Es gilt, die Anzahl erfreulicher Aktivitäten gezielt zu erhöhen, um die Stimmung zu verbessern. Planen Sie jeweils am Abend die positiven Aktivitäten für den nächsten Tag. Achten Sie auf eine Balance zwischen Pflichtaktivitäten und angenehmen Aktivitäten und auf ausreichende Pausenzeiten zwischen den Aktivitäten.

Übung 13
Die Aktivitätenplanung

Nehmen Sie sich bitte für diese Woche täglich eine positive Aktivität vor, die Sie schon länger nicht mehr unternommen haben. Tragen Sie dazu die Aktivität in die folgende Tabelle mit einem konkreten Datum und einer Uhrzeit ein.

Treffen Sie eine feste Verabredung mit sich, dass Sie die geplante Aktivität auch tatsächlich umsetzen. Während und unmittelbar nach der Aktivität beobachten Sie Ihre Stimmung (Stimmungsbarometer) und tragen Sie dies in die Tabelle ein.

Datum	Uhrzeit	Aktivität	
○ _____	_____	_____	_____
○ _____	_____	_____	_____
○ _____	_____	_____	_____
○ _____	_____	_____	_____
○ _____	_____	_____	_____
○ _____	_____	_____	_____
○ _____	_____	_____	_____

Es ist bereits ein Erfolg, wenn Sie sich überwunden haben, eine geplante Aktivität in die Tat umzusetzen. Loben Sie sich dafür, denn es ist ein Schritt in die richtige Richtung, den Teufelskreis von Inaktivität und negativen Gefühlen zu verlassen. Machen Sie sich klar, dass es nicht darauf ankommt, ob andere Menschen dies als Erfolg würdigen oder nicht, denn wie andere darüber denken, unterliegt nicht Ihrer eigenen Kontrolle. Bestärken Sie sich für kleine Schritte in die richtige Richtung. Sich loben ist immer besser als sich zu tadeln oder schlecht zu machen. Jeder kleine Schritt bringt Sie Ihrem ersehnten Ziel, aus dem Stimmungstief wieder herauszufinden, näher.

Um erwünschtes Verhalten aufzubauen, ist es förderlich, den Berg in Etappenziele aufzuteilen, d. h. sich in kleinen Schritten wieder Aktivitäten zuzutrauen. Dies kann dadurch verbessert werden, dass einerseits der Anteil potenziell belohnender Aktivitäten insgesamt gesteigert wird und andererseits Pflichtaktivitäten insoweit gefördert werden, dass sie in einem vernünftigen Gleichgewicht zu den angenehmen Aktivitäten umgesetzt werden. Überforderung und Unterforderung sind zu vermeiden.

Arbeiten Sie in den nächsten Wochen weiter daran, die Anzahl der angenehmen Aktivitäten systematisch zu erhöhen.

**Das Geheimnis des Glücks oder
die Geschichte vom glücklichen Bauern –
Eine therapeutische Geschichte**

Es war einmal ein kleiner Bauer, der im ganzen Land bekannt war. Tagein, tagaus ging er seiner schweren Arbeit nach. In der Früh melkte er die Kuh, gab dann den Hühnern, Gänsen und Schweinen zu fressen, mistete den Stall für das Pferd aus und bestellte das Feld, bis die Sonne unterging. Der Stall war zerfallen und das Feld voller Unkraut, weil der kleine Bauer sich vor einiger Zeit den Fußknöchel verstaucht hatte und er die Arbeiten nur noch beschwerlich verrichten konnte. Trotzdem wirkte er bei der Arbeit stets sehr vergnügt und hatte ein Lächeln auf dem Gesicht, sodass sich sein Leumund als „der glückliche Bauer" im ganzen Land verbreitete. Die Leute redeten darüber, wie es sein könne, dass der Bauer Tag für Tag so glücklich sein könne, wo er doch am meisten von allen zu tun hatte und am wenigsten besaß. So verbreiteten sich jede Menge Gerüchte über das Glück dieses kleinen Bauern. Manche flüsterten hinter vorgehaltener Hand: „Der ist verrückt. Wie soll es sonst sein, dass man bei so viel Arbeit und Armut so glücklich ist." Andere meinten: „Er hat einfach ein glückliches Naturell." Wann immer sie an seinem Feld vorbei kamen, wunderten sie sich über seine Vergnügtheit. Die Missgünstigen unter ihnen gönnten ihm das Glück aber nicht. Sie verdächtigten ihn, ein Geheimnis bei sich zu tragen, und beobachteten den kleinen Bauern voller Misstrauen. Einer von ihnen sah zufällig, wie der kleine Bauer etwas in ein kleines Säckchen steckte, das er wieder sorgfältig in seiner Hosentasche verstaute und sich freute wie einer, der sehr reich sein müsste. Der Missgünstige sagte zu den anderen: „Er hat ein ganzes Säckchen mit Goldstücken, das er jeden

Tag bei sich trägt." Die anderen pflichteten ihm bei und begannen, den kleinen Bauern genauer zu observieren.

Eines Tages, als der kleine Bauer wie gewöhnlich bei Sonnenuntergang nach einem langen und beschwerlichen Arbeitstag auf dem Felde seine Stube betrat, lauerte einer der Missgünstigen hinter einem Fenster, um dem Glück des kleinen Bauern auf die Schliche zu kommen. Nichts ahnend kam der kleine Bauer zur Tür herein und betrat seine bescheidene Stube, hielt einen Moment inne, lächelte und tat etwas in sein Säckchen hinein. Er heizte die Stube ein, hielt einen Moment inne, lächelte und tat wieder etwas in sein Säckchen hinein. So ging es den ganzen Abend lang – beim Aufräumen, beim Essen und Trinken. „Ja, er muss ein ganzes Säckchen voller Gold besitzen", dachte der stille Beobachter am Fenster. Bevor der Bauer sich zum Nachtschlaf nieder legte, nahm er das Säckchen aus der Hosentasche, setzte sich vor den Nachttisch und zählte, was er in seinem Säckchen angesammelt hatte. Er nahm ein kleines Büchlein aus dem Nachttisch und schrieb etwas hinein. Dabei lächelte er wieder und verstaute das Büchlein in der Schublade. Anschließend legte er sein Säckchen unter das Kopfkissen und schlief glücklich ein. Der stille Beobachter dachte, dass er nun dem Geheimnis auf der Spur war. Nach Mitternacht schlich er sich heimlich in die Schlafstube. Der kleine Bauer schlief tief und fest – mit einem glücklichen Lächeln auf dem Gesicht. Der Eindringling öffnete leise die Schublade und las, was der Bauer in das kleine Büchlein geschrieben hatte: Jeder Tag des Jahres war mit einer Zahl versehen. Beim gestrigen Datum stand die Zahl 54. Dann schlich sich der Eindringling lautlos davon.

Am nächsten Tag erzählte er den anderen Missgünstigen, die ihn schon neugierig erwarteten: „Ich kenne sein Geheimnis.

Er sammelt Goldstücke. Er muss mittlerweile so viele haben, dass er ein reicher Mann ist. Am Abend zählt er, wie viele er an diesem Tag auf dem Feld gefunden hat. Am Anfang waren es nur ein paar, mit der Zeit immer mehr. Er führt ein Büchlein darüber. Allein gestern müssen es 54 Goldstücke gewesen sein." Bei den anderen glänzten die Augen und die Gier stieg in ihnen auf.

Als sie an dem Feld vorbei kamen, grüßten sie den kleinen Bauern mit aller Freundlichkeit. Der kleine Bauer lächelte glücklich. Er griff in seine Hosentasche und tat etwas in sein Säckchen hinein. „Jetzt hat er ein Goldstück in sein Säckchen getan", flüsterte der eine zu dem anderen. Am Abend zählte der kleine Bauer, was sich in seinem Säckchen befand. In sein Büchlein schrieb er die Zahl 78. Dann legte er sein Säckchen unter das Kopfkissen und schlief mit einem glücklichen Lächeln auf dem Gesicht, tief und fest. Alle Missgünstigen schlichen sich in die Schlafstube des kleinen Bauern und lasen seine Eintragungen. „78 Goldstücke", dachten sie.

Am nächsten Morgen, als der kleine Bauer sich auf den Weg machte und sein Feld bestellen wollte, schmerzte sein Fuß so stark, dass er kaum gehen konnte. Doch als er dort ankam, warteten schon fünf kräftige Burschen, die sich unbedingt bei der Feldarbeit verdingen wollten. Der kleine Bauer war so glücklich wie noch nie zuvor in seinem Leben. Lange Zeit hatte er sich Tag für Tag geschunden, sodass sein Fuß voller Schmerzen ächzte und jetzt fand er – wie durch ein Wunder – fünf kräftige Burschen vor, die das Feld bestellen wollten. Als der kleine Bauer ihnen sagte, dass er sie nur mit einem Brot und einer Suppe entlohnen könne, lächelten sie ihn an und sagten, dass sie damit mehr als einverstanden seien. Der kleine Bauer konnte sein Glück kaum fassen, weil er an diesem Tag nicht fähig gewesen wäre, sein Feld zu bestellen. Die jungen Burschen schickten den Bauern sogar nach Hause, damit er sich schonen möge. „So nette Burschen", dachte der kleine Bauer. Er umarmte jeden mit Herzlichkeit und bedankte sich. Dann ging er humpelnd nach Hause. Zuhause angekommen, füllte er voller Glück sein Säckchen und ruhte sich aus. Als die Dämmerung herein brach, war der Schmerz in seinem Fuß schon deutlich zurückgegangen, so machte er sich auf den Weg zum Feld, erfreute sich an der verrichteten Arbeit und lud die Burschen in seine Stube ein. Die Burschen freuten sich und nahmen die Einladung an. In der bescheidenen Bauernstube aßen sie reichlich und tranken Wein. Die fünf Burschen wollten am nächsten Tag wieder kommen, um das Feld zu bestellen. Der kleine Bauer konnte sein Glück nicht fassen. Als die Nacht herein brach, verabschiedeten sie sich. Der kleine Bauer ging in die Schlafstube, öffnete sein Säckchen, zählte eifrig, nahm sein Büchlein aus dem Nachttisch und schrieb eine Zahl hinein. Dann legte er das Säckchen unter das Kopfkissen und schlief mit einem Lächeln auf dem Gesicht ein. Die Burschen wollten unbedingt wissen, wie viele Goldstücke er wohl diesmal gesammelt hatte und schlichen sich abermals in die Schlafstube, öffneten das Büchlein und lasen die Zahl: 103! Sie waren mehr als erstaunt. Den ganzen Tag über hatten sie auf dem Feld kein einziges Goldstück gefunden. Sie dachten: „Er muss seinen Schatz im Stall versteckt haben."

Am nächsten Morgen kamen zehn Burschen, fünf wollten das Feld bestellen und fünf wollten den zerfallenen Stall in Ordnung bringen. Als der kleine Bauer ihnen sagte, dass er sie nur mit einem Brot und einer Suppe entlohnen könne, lächelten sie ihn an und sagten, dass sie damit mehr als einverstanden seien. Der kleine Bauer konnte sein Glück nicht fassen. Er umarmte jeden mit Herzlichkeit und bedankte sich.

Dann ging er nach Hause. Zuhause angekommen, füllte er voller Glück sein Säckchen, schonte seinen Fuß und ruhte sich aus. Als die Dämmerung hereinbrach, machte er sich vergnügt auf den Weg zum Feld. Voller Glück hüpfte er sogar. Als er dort ankam, konnte er seinen Augen nicht trauen: Das Feld war bestellt. Kein Unkraut wuchs mehr. Der Zaun war erneuert. Der kleine Bauer freute sich wie noch nie zuvor. Dann lud er die Burschen in seine Stube ein und ging in den Stall. Als er den Stall betrat, konnte er seinen Augen kaum trauen. Der Stall glänzte, das Dach war gerichtet, die Bestallungen waren mit neuen Gattern versehen, alle Werkzeuge standen ordentlich und blitzblank an ihrem Platz. Der kleine Bauer freute sich noch mehr über sein Glück. Dann lud er die Burschen ein. Die Burschen nahmen die Einladung an. In der bescheidenen Bauernstube aßen sie reichlich und tranken Wein.

Als alle gegessen und getrunken hatten, sagte der Bauer: „Ich bin so glücklich wie noch nie zuvor in meinem Leben. Ihr habt so viel für mich getan. Mein Knöchel ist verheilt und ich weiß nicht, wie ich euch danken kann."

Die Burschen dachten: „Jetzt entlohnt er uns."

Doch der kleine Bauer sagte: „Ich habe nichts, was ich euch geben könnte."

Alle schwiegen und dachten: „Dieser Geizhals, wir verrichten seine Arbeit und er macht sich ein schönes Leben."

Als gerade alle Burschen enttäuscht und erbost über den Geiz des kleinen Bauern die Stube verlassen wollten, hatte der Anstifter einen Einfall und dachte bei sich: „Mit dieser List wird er uns reichlich entlohnen." Er sagte: „Wir haben dein Feld bestellt und den Stall gerichtet. Wir haben sehr viel für dich getan, ist es nicht so?"

Der kleine Bauer antwortete: „Ja, ich bin mehr als glücklich über das, was ihr alle für mich getan habt. Ich habe noch nie so selbstlose Burschen bei der Arbeit gesehen wie euch."

„Du sagst, du hast nichts, was du uns geben könntest, aber ich möchte dich nur um eines bitten", sagte der Anführer.

Der kleine Bauer freute sich: „Nichts lieber als das, worum ihr mich auch bittet, es ist Euer. Ich könnte euch meine Kuh geben oder mein Pferd als Dank für eure Dienste."

„So billig kommst du uns nicht davon", dachte der Anführer. „Nein", wiegelte der Anführer ab, „behalte deine Kuh, behalte dein Pferd."

„Was ihr euch wünscht, es ist Euer", bekräftigte der kleine Bauer.

„Gut, dann gib uns dein Säckchen, das du in der Hosentasche trägst. Das wird uns reichen", sagte der Anführer.

Der kleine Bauer zögerte ein wenig, doch die Burschen drängten darauf. Schließlich nahm er das gefüllte Säckchen aus seiner Tasche und übergab es den Burschen. Voller Freude nahmen sie das Säckchen, dachten an den reichen Lohn und leerten es auf dem Tisch aus.

Der kleine Bauer sah in die enttäuschen Gesichter und fragte: „Was habt ihr? Ihr habt das bekommen, was ihr euch wünschtet."

„Wo ist das andere Säckchen?", wollte der Anführer wissen. „Welches andere Säckchen?", fragte der kleine Bauer erstaunt. „Na, das mit den Goldstücken!", erwiderten die Burschen. Der Bauer zeigte seine leeren Taschen und sagte: „Das ist das einzige Säckchen, was ich besitze. Das Kostbarste, was ich habe."

Die Burschen erkannten, dass der kleine Bauer die Wahrheit sagte. Schließlich sagte der Jüngste unter ihnen, den ein schlechtes Gewissen plagte: „Du warst so nett zu uns und wir waren neidisch auf Dein Glück. Drum hat uns die Niedertracht eingeholt. Wir dachten, du bewahrst in deinem

Säckchen Goldstücke auf. Wir halfen dir nur, um etwas davon ab zu bekommen. Verzeih uns."

Der kleine Bauer lächelte und war froh über die Offenherzigkeit des jungen Burschen und drückte ihn herzlich an seine Brust.

Der junge Bursche schaute ihm dankbar in die Augen und fragte höflich: „Darf ich dich noch um etwas bitten?"

Der kleine Bauer antwortete: „Ja natürlich, was kann ich für dich tun?"

Der junge Bursche sagte: „Du bist arm und lebst bescheiden. Warum bist du glücklicher als all die anderen?"

Auch die anderen Burschen schauten den Bauern neugierig an, denn auch sie brannten darauf, sein Geheimnis zu erfahren.

Der kleine Bauer sagte: „Ich hab eines erkannt: dass kein Gold der Welt Glück bringen kann. Das Glück ist flüchtig wie ein Vogel, aber jeder kann es einfangen, wenn er die Fähigkeit schult, die Reichhaltigkeit des Alltags wahrzunehmen. Dieses kleine Säckchen ist mein Glück. Jeden Morgen, bevor ich die Tiere versorge und das Feld bestelle, nehme ich mein Säckchen, das ich nachts unter meinem Kopfkissen aufbewahre, und leere es wieder. Dann stecke ich eine Hand voll Bohnen in meine Tasche... Immer, wenn mir etwas Schönes begegnet, dann lege ich eine Bohne in mein Säckchen. Ihr wisst gar nicht, wie viel Glück ich damit in meinem Leben angesammelt habe. Jede Nacht, bevor ich mich schlafen lege, zähle ich die Bohnen und notiere, wie viele Bohnen es diesmal waren. Im Laufe der Zeit habe ich auf diese Weise mein Glück ins Unermessliche gesteigert. Das ist mein Geheimnis."

Die Burschen gaben dem Bauern das Säckchen zurück und verließen nachdenklich die Stube. Das Geheimnis des kleinen glücklichen Bauern verbreitete sich in Windeseile – zuerst unter den Missgünstigen, die von nun an wussten, glücklich zu leben.

Jeder, der von dem Glück des kleinen Bauern erfuhr, tat es ihm gleich und sammelte eifrig Glücksbohnen in einem Säckchen. Schon bald gab es mehr glückliche Menschen als je zuvor.

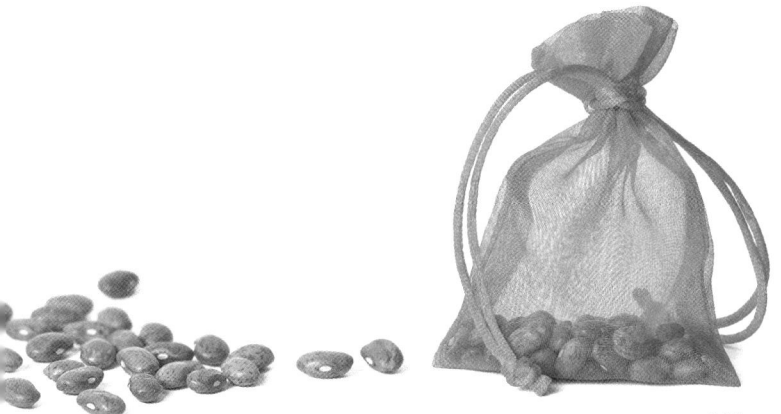

14. Das Aufschieben von Aktivitäten überwinden

Falls Sie dazu neigen, einerseits Aktivitäten zwar zu planen, aber andererseits Ihre Vorhaben alsbald wieder über Bord werfen, dann fehlt es Ihnen vermutlich an solchen Kompetenzen, die Sie benötigen, um Ihr Vorhaben in die Tat umzusetzen.

Fall 3

Simon W., ein 29-jähriger Bürokaufmann mit wiederholten depressiven Stimmungstiefs, hatte sich vorgenommen, ein Bücherregal im Wohnzimmer anzubringen. Alle Utensilien hatte er bereits im Baumarkt gekauft und sie versperrten bereits seit Wochen den Flur seiner Wohnung. Er hatte geplant, das Regal am Freitag Nachmittag direkt nach Büroschluss zu befestigen. Doch schon auf dem Heimweg dachte er: „Ich kann das nicht. Ich bin handwerklich unbegabt." Statt sein Vorhaben in die Tat umzusetzen, setzte er sich vor den Fernseher und lenkte sich ab. Später ärgerte sich Herr W. über sich selbst, weil er es „wie immer nicht geschafft" hatte.

Wie Sie am Beispiel von Herrn W. sehen, können negative, sich aufdrängende Gedanken die erfolgreiche Umsetzung eines geplanten Vorhabens verhindern. Gedanken, wie: „Ich kann das nicht!", boykottieren den guten Vorsatz. In der Therapie zeigte sich, dass sich Herr W. sogar davor fürchtete, zu versagen und es deswegen vorzog, eigene Ziele erst gar nicht anzugehen. Gedanklich nahm er ein mögliches Scheitern bereits vorweg und lenkte sich mit Fernsehen oder Computerspielen von seinen Vorhaben ab. In der Therapie war es ein wichtiges Ziel, dass Herr W. diese Zusammenhänge von Versagensgedanken, Aufschieben, Ablenkungsmanövern und depressiver Stimmung erkannte und neue Fähigkeiten erlernte, um seine Vorhaben anzugehen und die Schritte auf dem Weg zum Ziel als Erfolg zu verbuchen.

Lassen Sie uns nun betrachten, welche Lernprozesse unser Verhalten steuern.

**Die Entdeckung
der operanten Konditionierung**

Der Vater der Entdeckung eines zentralen Lernprinzips, der sog. operanten Konditionierung, ist Burrhus F. Skinner. Sein Ruhm basiert auf der Entwicklung der nach ihm benannten „Skinner-Box", einem simplen Kasten, in dem ein Versuchstier von allen Außenreizen abgeschirmt mit einer Kamera beobachtet wird. In diesem Kasten befindet sich eine Vorrichtung, z. B. eine Taste, mit der sich ein Tier Futter verschaffen kann. Durch Versuch und Irrtum bedient das Tier die Taste und bekommt das Futter.

In dem bekannt gewordenen Experiment zeigte sich, dass das Tier durch wenige Versuche gelernt hatte, dass es unmittelbar nach der Betätigung der Taste Futter bekommt. In der Folge dieses Lernvorgangs bedient das Tier sehr viel häufiger die Taste. Das heißt, die Wahrscheinlichkeit für die Verhaltensweise „Taste drücken" erhöht sich rapide.

Skinner konnte mit diesem Experiment beweisen, dass die Wahrscheinlichkeit für eine Verhaltensweise steigt, wenn unmittelbar nach dieser Verhaltensweise eine Belohnung bzw. eine angenehme Konsequenz erfolgt. Man spricht auch vom Effektprinzip oder vom Lernen am Erfolg.
Allein die Erfahrung, dass nach einem bestimmten Verhalten zeitnah angenehme Konsequenzen folgen, erhöht die Wahrscheinlichkeit für dieses Verhalten.

Positive und negative Verstärker

Die damals revolutionären Entdeckungen von Burrhus F. Skinner waren ein Meilenstein für das Verständnis, wie bestimmte Verhaltensweisen gelernt werden, und hatten grundlegenden Einfluss auf die Verhaltenstherapie. Alle Ereignisse, welche die zukünftige Auftretenswahrscheinlichkeit eines bestimmten Verhaltens erhöhen, wurden seitdem als Verstärker bezeichnet.

In der Verhaltenstherapie unterscheidet man positive Verstärker von negativen Verstärkern. Bei einem positiven Verstärker erfolgt auf ein bestimmtes Verhalten eine Belohnung. Bei einem negativen Verstärker handelt es sich um ein Ereignis, das einen zuvor unangenehmen Zustand beseitigt.

Ein Beispiel für eine negative Verstärkung ist, wenn man eine Pflichtaktivität vorhat, sich stattdessen aber vor den Fernseher setzt oder sich ins Bett zurückzieht. Man spürt den unmittelbaren Entlastungseffekt durch das Ablenkungs- oder Rückzugsverhalten. Der empfundene Stress durch die Pflichtaktivität lässt bereits bei der Vorstellung nach, der Anstrengung durch das geplante Vorhaben aus dem Weg zu gehen.

Beide Arten von Verstärkern erhöhen die Wahrscheinlichkeit, dass das vorangegangene Verhalten (Annäherungs- oder Vermeidungsverhalten) häufiger auftritt. In dem genannten Beispiel wird die Person zukünftig häufiger solches Vermeidungsverhalten zeigen, wenn Sie eigentlich ein Vorhaben bzw. eine Pflicht in die Tat umsetzen möchte.

Der Lernprozess der operanten Konditionierung durch einen negativen Verstärker hält depressives Verhalten aufrecht.

Das Aufschieben von Aktivitäten durch den negativen Verstärkungseffekt ist nicht nur ein Problem depressiver Menschen, sondern auch für viele, die sich vollkommener psychischer Gesundheit erfreuen. Der kurze Erleichterungseffekt, nachdem man die Entscheidung getroffen hat, das Vorhaben aufzuschieben, mündet in dem ungünstigen Lerneffekt der negativen Verstärkung. Dies geschieht allein durch den kurzfristigen Effekt, dass ein negativer Gefühlszustand reduziert wird.

Doch irgendwann später holt uns der Gedanke an die noch bevorstehende Pflichtaktivität wieder ein. Das aufgeschobene Vorhaben klopft wieder an das Tor unseres Bewusstseins und meldet sich erneut. Es wird uns diesmal in Form von Selbstvorwürfen und schlechtem Gewissen bewusst. Nun fühlt man sich wegen der Aufschieberei auch noch doppelt schlecht und unfähig. Es melden sich negative Gedanken wie z. B.: „Ich hätte es doch tun sollen. Schon wieder habe ich versagt..." Die Wahrscheinlichkeit, in der Zukunft das Vorhaben in die Tat umzusetzen, sinkt durch die Selbstvorwürfe aber noch weiter, denn hier wirkt Bestrafung als Lernprinzip. Bestrafung verringert die Wahrscheinlichkeit für die Umsetzung Ihres Vorhabens. Ein Teufelskreis setzt sein, der das Vermeidungsverhalten zunehmend erhöht.

Wie können Sie nun diesen Teufelskreis durchbrechen und auf das Vorhaben auch Taten folgen lassen?

Vereinbaren Sie mit sich selbst einen festen Termin, den Sie als genauso verbindlich betrachten, wie eine Verabredung mit einer anderen Person, zu der Sie eine gute Beziehung pflegen. Wenn Sie Ihrer Tochter zusichern, dass Sie sie heute von der Schule abholen, dann setzen Sie diese Zusage zuverlässig um. Sie lassen sie nicht im Stich. Wenn Sie bei Ihrer besten Freundin zum Geburtstagsfest eingeladen sind, dann gehen Sie hin. Ihr Fest hat für Sie Vorrang. Nur ganz wichtige Gründe könnten Sie davon abhalten, aber auf keinen Fall irgendwelche Ausreden oder Befindlichkeiten.

Was hindert Sie also daran, genauso respektvoll und liebevoll mit sich selbst umzugehen wie mit Ihrer Tochter oder mit Ihrer besten Freundin?

Sie haben es genauso verdient, wie die Menschen, die Sie lieben, in respektvoller Weise behandelt zu werden.

Achten Sie von nun an darauf, sich selbst gegenüber verbindlich zu sein, indem Sie Ihren eigenen Vorhaben und Wünschen Priorität geben.

Indem Sie eigenen Vorhaben und Wünschen Vorfahrt gewähren, durchbrechen Sie den Teufelskreis des Aufschiebens durch den Lerneffekt der negativen Verstärkung. Sie steigern dadurch nicht nur Ihre Stimmung und fühlen sich erfolgreicher, sondern Sie verbessern auch Ihr Selbstwertgefühl, das dringend Zuspruch braucht. Nehmen Sie sich fest vor, von nun an die gleichen Maßstäbe an sich anzulegen, wie Sie es bei den Menschen, die Sie lieben, tun.

Sagen Sie sich: „Von heute an werde ich mich genauso liebevoll, respektvoll und verbindlich behandeln, wie ich auch mit anderen Menschen umgehe." Schreiben Sie diesen Satz auf einen Zettel und hängen Sie diesen gut sichtbar auf. Machen Sie sich diese innere Haltung täglich bewusst, wenn Sie Ihre Vorhaben planen und beginnen, sie in die Tat umzusetzen. Sobald Sie wahrnehmen, dass sich Ihre Tendenz zum Aufschieben wieder meldet, erinnern Sie sich an diesen Vorsatz.

Es gibt noch weitere Hilfestellungen, die es zu beachten gilt, wenn Sie Ihre Fähigkeiten zur Umsetzung von Vorhaben in die Tat verbessern möchten: Halten Sie sich bei der Planung Ihrer Aktivitäten stets einen ausreichenden Zeitraum frei, damit Sie nicht unter Druck oder in Hektik geraten.

Konzentrieren Sie sich darauf, eine Aktivität in Ihrem eigenen Tempo zu tun, damit Sie sich nicht überfordern. Stellen Sie sich Aufgaben, die Sie leicht bewältigen können, um die Hürde des Anfangens möglichst niedrig zu halten. Wenn Sie wahrnehmen, dass Sie nach Ausreden suchen, um ein Vorhaben zu vermeiden, dann sammeln Sie Argumente, die für die Umsetzung der Aktivität sprechen. Positive Vorstellungen ziehen uns eher an, etwas zu tun, während negative Vorstellungen uns davon abhalten. Und nicht zuletzt verbuchen Sie es als Erfolg, wenn es Ihnen gelungen ist, Schritte in die richtige Richtung zu unternehmen. Hier wirkt der Effekt der positiven Verstärkung. Auf diese Weise durchbrechen Sie den Teufelskreis von Aufschieben, schlechtem Gewissen und zusätzlichen Stimmungstiefs. All diese Vorschläge geben Ihnen die Chance, das Tal der Antriebs- und Interesselosigkeit allmählich zu überwinden.

Sieben goldene Tipps, wie Sie Ihre Vorhaben in die Tat umsetzen

1. Treffen Sie eine verbindliche Verabredung mit sich selbst.

2. Nutzen Sie regelmäßig den Aktivitätenplan, um Ihre Vorhaben vorzubereiten.

3. Wählen Sie bei der Aktivitätenplanung kleine, machbare Aktivitäten aus.

4. Reservieren Sie genügend Zeit für jedes Vorhaben.

5. Sammeln Sie Argumente <u>für</u> die geplante Aktivität, statt solche, die dagegen sprechen.

6. Vergegenwärtigen Sie sich die Argumente, die <u>für</u> Ihr Vorhaben sprechen, wenn Sie bemerken, dass sich Ausreden einschleichen.

7. Machen Sie sich auch kleine Schritte in die richtige Richtung bewusst und loben Sie sich dafür. Verbuchen Sie kleine Schritte als Erfolg.

15. Das Prinzip der Selbstverstärkung

Die immense Bedeutung, sich selbst für kleine Schritte in die richtige Richtung zu loben, um erwünschtes Verhalten zu fördern, habe ich bereits erwähnt. Auf dem Weg, durch Aktivitäten die Gefühlslage zu verbessern, hilft es – wie Sie bereits gelesen haben – kleine Schritte zu mehr Aktivität bewusst wahrzunehmen, umzusetzen und zu belohnen. Lob und der Einsatz von gezielten Belohnungen sind positive Verstärker (➡ S.114), d. h. ein äußerst effektives Mittel zur Selbstverstärkung, da es unser Verhalten in der Zukunft steuert.

Jegliches Verhalten wird durch Belohnung oder Bestrafung gesteuert. Wenn ein bestimmtes Verhalten gestärkt und gefördert werden soll, dann helfen uns attraktive Anreize, nach dem Motto: „Wenn ich X tue, dann bekomme ich Y." Wenn Sie Kinder haben oder einen Hund, dann sind Sie mit diesem Lernprinzip gut vertraut. Belohnungen wirken jedoch nicht nur bei Hunden, denen man ein bestimmtes Verhalten beibringen möchte, oder bei Kindern, die man dazu veranlassen möchte, etwas Sinnvolles zu lernen, was sie als unangenehm empfinden, sondern auch bei uns Erwachsenen. Denn: Es handelt sich um ein universelles Lerngesetz: Belohnung nach einem Verhalten steigert die Wahrscheinlichkeit, dass dieses Verhalten in der Zukunft häufiger gezeigt wird (➡ S. 113). Das heißt, die Motivation für das entsprechende Verhalten steigt.

Bei dem gezielten Einsatz von Belohnungen für erwünschtes Verhalten gilt es, einige Regeln zu beachten, damit sie gut wirken: Wichtig ist, dass die Belohnung relativ zeitnah auf das gewünschte Verhalten erfolgt. Eine Mutter stellt ihrem Kind einen leckeren Nachtisch in Aussicht, wenn es die Hauptspeise ganz verzehrt hat. Den Nachtisch gibt es allerdings nur dann, wenn das Kind die Hauptspeise auch gegessen hat. Auf diese Weise motiviert die Mutter ihr Kind, die für das Kind weniger schmackhafte, aber gesunde Speise zu essen. Nach einer gewissen

Zeit wird das Kind von sich aus die Hauptspeise essen, weil es den leckeren Nachtisch bereits erwartet. Es hat gelernt, dass es nach der Hauptmahlzeit etwas Leckeres gibt.

Belohnungen können materiell, in Form einer Geste, oder auch verbal als Lob und Anerkennung ausgedrückt werden. Wichtig ist, dass derjenige, der die Belohnung erhält, sie auch als attraktiv empfindet, sonst handelt es sich nicht um eine Belohnung. In der Verhaltenstherapie werden solche Belohnungen, wie Sie bereits wissen, als positive Verstärker bezeichnet. Positive Verstärker können nicht nur von anderen gegeben werden, sondern wir können sie uns auch selbst zukommen lassen, indem wir uns z. B. auf die Schulter klopfen und zu uns sagen: „Das habe ich jetzt richtig prima gemacht, darauf kann ich wirklich stolz sein."

Wenn Sie etwas erledigt haben, das Sie nur ungern tun, wie z. B. die Formulare für die Steuererklärung ausfüllen, dann hilft es, sich selbst einen Anreiz zu setzen, z. B. als Belohnung ins Kino zu gehen oder sich ein besonders leckeres Essen zu gönnen. Wenn es z. B. Ihr Wunsch ist, gesünder zu leben und Sie sich vorgenommen haben, Sport zu treiben, dann können Sie sich für die erreichten Etappenziele belohnen. Z. B., wenn ich dreimal in der Woche eine halbe Stunde schnell gehe oder laufe, gönne ich mir am Ende der Woche einen Blumenstrauß. Vorausgesetzt, Sie mögen Blumen besonders gern.

Weiterhin zu beachten ist, dass das gewünschte Verhalten auch erreichbar ist. Jemand, der noch nie Sport getrieben hat, wird überfordert sein, wenn er sich vornimmt, eine Stunde zu joggen. Zu hohe Maßstäbe bei einem Vorhaben sind zum Scheitern verurteilt.

Um die depressiven Beschwerden zu bessern, empfehle ich Ihnen, dass Sie ein eigenes Programm zur Selbstverstärkung entwickeln, um sich Ihren persönlichen Vorhaben, Zielen und Wünschen näher zu bringen. Es geht darum, die zur Zielerreichung erforderlichen Verhaltensweisen zu vermehren.

Konzentrieren Sie sich möglichst intensiv auf die Belohnungen, denn sie sind ein wirksames Mittel, wenn Sie auf lange Sicht Veränderungen erzielen wollen.

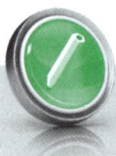

Übung 14
Das Selbstverstärkungprogramm

Was möchten Sie sich vornehmen, um sich eine Belohnung zu verdienen?

_____

Wieviel persönlichen Einsatz bedeutet es für Sie, dieses Vorhaben zu realisieren?

_____

Meine persönlichen Vorhaben für die Zukunft

_____

Kleine Ziele / geringer Einsatz

_____

Mittlere Ziele / mittlerer Einsatz

_____

Große Ziele / hoher Einsatz

_____

Listen Sie möglichst viele Belohnungen auf, denn je reichhaltiger Ihre Belohnungsliste ausgestattet ist, desto eher finden Sie für das jeweilige Vorhaben einen passenden positiven Verstärker. Belohnungen sollten sehr angenehm und frei verfügbar sein, d. h. es sollte in Ihrer Hand liegen, wann und wo Sie sich die Belohnung gönnen. Ihre Belohnungen:

Kleine Belohnung

_____

Mittlere Belohnung

_____

Große Belohnung

_____

16. Sich selbst loben statt sich zu kritisieren

Sie haben erfahren, dass Lob ein sehr effektives Mittel zur Selbstverstärkung ist. Lob steigert unser Selbstwertgefühl. Demgegenüber ist negative Kritik ein sehr wirksames Mittel, um das Selbstwertgefühl zu schwächen. Gerade depressive Menschen neigen dazu, sich übermäßig zu kritisieren, was auf die Stimmung drückt. Selten sehen sie, was an ihnen lobenswert und in Ordnung ist. Meistens beschimpfen sie sich für Dinge, die sie nur unvollkommen erreicht haben. Solche Selbstkritik fungiert als Bestrafung. Aus der Sicht des Lernens wird die Motivation geschwächt, sodass das eigentlich erwünschte Verhalten unterdrückt und damit seltener wird. Dabei ist jegliche Aktivität sinnvoll, die in die gewünschte Richtung führt, um sich einem Ziel zu nähern – sei sie auch noch so klein.
Üben Sie sich darin, sich auf die Schulter zu klopfen, wenn Sie einen kleinen Schritt in die richtige Richtung geschafft haben.

Michael F., ein 47-jähriger, verheirateter Kaufmann im Innendienst, hatte seine Arbeit verloren, was ein Mitauslöser für seine depressive Erkrankung war. Für ihn war es ein wichtiges Ziel, eine neue Arbeit zu finden. Er unternahm an den guten Tagen einige Schritte. So hatte er einige Stellen im Internet recherchiert und Bewerbungsfotos machen lassen. Als ich ihn in der Sitzung für diese Teilschritte lobte, entgegnete er: „Das ist viel zu wenig, ich hätte mehr tun müssen." Er wirkte sichtlich unzufrieden mit dem Erreichten. Als ich ihn darauf aufmerksam machte, welche Konsequenzen seine negative Haltung hatte und es gut wäre, zu lernen, sich auch für Teilziele zu loben, reagierte er überrascht: „Das ist neu für mich. In meiner Kindheit wurde ich nur gelobt, wenn ich der Klassenbeste war. Sonst hieß es: Du hättest es besser machen können, wenn du dich angestrengt hättest."

Herr F. hatte es nicht gelernt, sich selbst zu loben. Seine Kinder hingegen lobte er, weil er selbst unter der Kritik seiner Eltern gelitten hatte und seinen Kindern solche Härte nicht zumuten wollte. Im Laufe der Verhaltenstherapie übte er, sich selbst häufiger zu loben und übermäßige Selbstkritik zu unterlassen. Am Anfang fühlte er sich „komisch" dabei, doch mit der Zeit fand er Gefallen daran, mit sich selbst besser umzugehen als seine Eltern es getan hatten. Er lernte, seine Fehler und Schwächen besser zu akzeptieren, statt ständig hohe Leistungsmaßstäbe an sich anzulegen. Am Ende der Therapie würdigte er diese neue Errungenschaft als die größte Veränderung in seinem Leben.

Herr F. ist kein Einzelfall. In den Therapien mache ich oft die Erfahrung, wie überrascht Patienten reagieren, wenn ich sie dazu auffordere, Positives über sich selbst zu äußern. Es kostet sie geradezu Überwindung, das Selbstlob als probates Mittel zur Selbstwert- und Motivationssteigerung einzusetzen. Tatsache ist, dass depressive Menschen Misserfolge ihrer eigenen Unfähigkeit zuschreiben und umgekehrt für Erfolge einseitig äußere Umstände bzw. den Zufall als ursächlich ansehen. Sie werten eigene Erfolge ab und nehmen sich Misserfolge zu sehr zu Herzen. Dies unterscheidet sie von Menschen, die eine weitgehend stabile und gute Stimmung aufweisen. Eine harte Gangart sich selbst gegenüber, wenn negative Erlebnisse eintreten, verschlimmert die schlechte Stimmungslage noch mehr. Das Zutrauen, in der Zukunft erfolgreich zu sein, schwindet.

Fortsetzung Fall 4

Michael F. arbeitete während der Verhaltenstherapie daran, sich bewusst für proaktives Verhalten zu loben, statt maximale Leistung von sich zu fordern. Je mehr er das Mittel der Selbstverstärkung einsetzte, um kleine Schritte in die richtige Richtung zu fördern, desto weniger „komisch" empfand er es. Er lernte, sich mit seinen Stärken und mit seinen Schwächen besser zu akzeptieren. Übrigens fragte er seine Eltern, warum sie ihn als Kind nicht öfter gelobt hätten. Die Eltern antworteten: „Weil du ein Einzelkind warst, wollten wir verhindern, dass du zu egoistisch und arrogant wirst." Seine Eltern hatten ein gutes Motiv und wollten ihren Sohn richtig erziehen, doch sie wussten nicht, dass Lob und Anerkennung in einer angemessenen Dosis nicht gezwungener Maßen einen egoistischen Menschen hervor bringen, sondern im Gegenteil zu einem gesunden Selbstwertgefühl führen.

Auch Sie können lernen, mit sich selbst besser umzugehen, indem Sie sich selbst häufiger loben. Sagen Sie sich nach jedem Fortschritt, sei er auch noch so klein, z. B.: „Das habe ich gut gemacht." Oder: „Das ist ein Fortschritt in die richtige Richtung." Oder: „Auch wenn ich es nicht ganz so geschafft habe, wie ich es mir vorgenommen hatte, so bin ich doch einen Schritt weiter gekommen."

Die meisten Verhaltensweisen haben zwei Seiten einer Medaille. Die einseitige Fokussierung auf den negativen Aspekt verschlechtert das Selbstwertgefühl und die Stimmung. Wenn Sie z. B. in einem Stau stehen und nicht pünktlich zu einem Termin ankommen, könnten Sie sich sagen: „Wenn ich früher losgefahren wäre, wäre mir das nicht passiert. Es liegt an mir, dass ich mal wieder unpünktlich bin." Die Konsequenz ist, dass Ihre Stimmung und Ihr Selbstwergefühl Schaden nehmen. Andererseits könnten Sie zu sich sagen: „Ich bin zwar heute unpünktlich, weil ich im Stau stehe, doch ich habe ja nichts verpasst." Die Konsequenz ist, dass Ihre Stimmung und Ihr Selbstwertgefühl davon profitieren. Üben Sie sich zum eigenen Wohlergehen darin, für jede Aktivität, die Sie Ihren Wünschen und Zielen näher bringt, einen lobenden Satz zu finden und die positiven Absichten und Eigenschaften an sich selbst zu entdecken.

Übung 15
Lobende Sätze

Formulieren Sie Ihre ganz persönlichen „lobenden Sätze":

1. _____

_____

2. _____

_____

3. _____

_____

Sagen Sie einen der „lobenden Sätze" zu sich selbst, wann immer Sie eine der geplanten Aktivitäten durchgeführt haben. Üben Sie sich möglichst oft darin, sich für Verhalten in die gewünschte Richtung auf diese Weise zu loben bzw. sich positiv zu verstärken. Achten Sie darauf, mit negativer Kritik sich selbst gegenüber äußerst sparsam umzugehen. Jedes Mal, wenn Sie eine positive Aktivität oder einen Schritt zu einem anstrengenden Vorhaben umgesetzt haben oder einen aktiven Versuch unternommen haben, achten Sie bitte darauf, sich aus einer negativen Stimmung zu befreien, indem Sie einen lobenden Satz zu sich selbst sagen. Es ist wichtig, solche Sätze positiv zu formulieren und eine Verneinung zu vermeiden.

Sätze mit „nicht" stellen eine Verneinung dar. Hier ein Beispiel für eine Verneinung: „Es ist gut, dass ich meine Kollegin nicht beschimpft habe." Besser ist der Satz: „Es ist gut, dass ich meiner Kollegin zugehört habe und geduldig war."

17. Lernerfolgskontrolle 3

Damit Sie feststellen können, ob Sie die wichtigsten Informationen dieses Kapitels gut verstanden haben, haben Sie nun die Gelegenheit, Ihr neues Wissen zu überprüfen.

Übung 16A
Wissenstest:
Das Aktivitäts- und Belohnungstraining

Die folgenden Sätze enthalten richtige und falsche Aussagen. Entscheiden Sie bei jeder Aussage, ob sie zutreffend ist oder nicht.

1. Die Stimmung hängt von der Aktivität ab.
   ○ richtig   ○ falsch

2. Depressive Menschen neigen dazu, sich zu viel um positive Aktivitäten zu kümmern.
   ○ richtig   ○ falsch

3. Depressive Menschen schenken den langfristigen Auswirkungen ihrer Aktivitäten mehr Aufmerksamkeit als den kurzfristigen.
   ○ richtig   ○ falsch

4. Depressive Menschen neigen dazu, hart gegen sich selbst zu sein.
   ○ richtig   ○ falsch

5. Die regelmäßige Selbstbeobachtung von Aktivität und Stimmung sollte täglich protokolliert werden.
   ○ richtig   ○ falsch

6. Depressive Menschen schätzen Erfolge und Misserfolge falsch ein.
   ○ richtig   ○ falsch

7. Depressive Menschen neigen dazu, Misserfolge auf die eigene Unfähigkeit zurückzuführen.
   ○ richtig   ○ falsch

8. Depressive Menschen neigen dazu, Erfolge auf innere Faktoren zurückzuführen
   ○ richtig   ○ falsch

9. Eigene Ziele und Wünsche sollten so definiert sein, dass sie von anderen Menschen gebilligt werden.
   ○ richtig   ○ falsch

10. Belohnungen sollten nur nach vollständigem Erreichen eines großen Ziels gegeben werden.
    ○ richtig   ○ falsch

11. Verhalten wird durch Belohnung und Bestrafung kontrolliert.
    ○ richtig   ○ falsch

12. Depressive Menschen neigen dazu, sich selbst zu bestrafen statt sich zu belohnen.
    ○ richtig   ○ falsch

Die Lösungen zur Lernerfolgskontrolle finden Sie auf Seite 194.

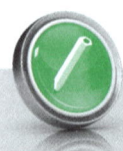

Übung 16B
Liste der Selbsthilfeübungen

Bitte beurteilen Sie die Selbsthilfestrategien mit den Smiley-Symbolen (☺ ☻ ☹), inwieweit sie Ihnen geholfen haben.

9. Das Selbstbeobachtungsprotokoll des Zusammenhangs von Stimmung und Aktivität (➡ S. 89-91)   ☺ ☻ ☹

10. Die Analyse der Beziehung zwischen Stimmung und Aktivität (➡ S. 93-97)   ☺ ☻ ☹

11. Bilanz der positiven Aktivitäten (➡ S. 99)   ☺ ☻ ☹

12. Liste potenziell angenehmer Aktivitäten (➡ S. 100-101)   ☺ ☻ ☹

13. Die Aktivitätenplanung (➡ S. 102)   ☺ ☻ ☹

14. Das Selbstverstärkungsprogramm (➡ S. 120-121)   ☺ ☻ ☹

15. Lobende Sätze (➡ S. 124)   ☺ ☻ ☹

16. Lernerfolgskontrolle 3 (➡ S. 126-129)   ☺ ☻ ☹

Übung 16C
Persönliche Auswertung

Welche Erkenntnisse bzw. Informationen empfanden Sie als wichtig, wertvoll und hilfreich?

_____

_____

_____

_____

_____

Welche Erfahrungen, die Sie bei der Durchführung der Übungen gesammelt haben, empfanden Sie als wichtig, wertvoll und hilfreich?

_____

_____

_____

_____

_____

Worauf möchten Sie in Zukunft mehr achten, damit sich Ihre depressiven Beschwerden bessern?

_____

_____

_____

_____

Teil 4: Das Kognitive Training

*„Die Menschen werden nicht durch die Dinge beunruhigt,
sondern durch die Ansichten, die sie darüber haben."
Epiktet (griech. Philosoph, 55 - 135 nach Christi)*

Für alles, was uns widerfährt, suchen wir nach einer Erklärung. Grundsätzlich interpretieren wir die Ereignisse. Warum aber bewerten wir das, was passiert? Die Antwort ist: Unsere Bewertungen helfen uns, die Welt, in der wir leben, vorhersagbar zu machen, um für die Zukunft gewappnet zu sein und angemessen reagieren zu können. Doch auf welcher Grundlage kommen wir zu unseren Bewertungen? Das Meiste, was unser Bewertungssystem ausmacht, sind Einstellungen, die wir bereits in der Kindheit von unseren Eltern und anderen Bezugspersonen übernommen haben. Diese verinnerlichten Einstellungen betreffen Situationen wie Erfolg-Misserfolg, Anerkennung-Ablehnung oder Gewinn-Verlust. Sie färben, wie wir aktuelle Situationen interpretieren.

Menschen mit Depressionen neigen zu einer negativen Sicht auf die Welt, die Zukunft und die eigene Person (⟹ S. 45). Die Frage ist, ob diese negativen Sichtweisen bereits vor einer depressiven Phase existierten oder ob sie nur ein Symptom der Depression sind? Die Antwort kann nur durch wissenschaftliche Studien mit einem speziellen Versuchsdesign gefunden werden. Dazu braucht man Menschen ohne Depressionen, die einem belastenden Ereignis ausgesetzt werden. Zwei Versuchsgruppen müssen miteinander verglichen werden: eine Gruppe mit einer negativen Sichtweise und eine Gruppe mit einer positiven Sichtweise. Dann beobachtet man, wie die beiden Gruppen auf das belastende Ereignis reagieren. Wer wird depressiv, die Gruppe mit der positiven oder die mit der negativen Sichtweise oder sogar beide Gruppen? Prof. Martin Seligman hat genau dieses Studiendesign bei Studenten angewendet, die sich einer Prüfung zu unterziehen hatten. Um die Zugehörigkeit zu den Gruppen zu ermitteln, wurde im Vorfeld festgestellt, ob sie Optimisten oder Pessimisten waren. Pessimismus als Erklärungsmuster zeichnet sich durch drei Kriterien aus: Erstens ist die Erklärung persönlich („meine Schuld"), zweitens ist sie verallgemeinernd („alle Aspekte meines Lebens") und drittens ist sie dauerhaft („es wird immer so bleiben"). Wer reagiert nun depressiv auf ein belastendes Ereignis, z. B. einen Misserfolg in einer Prüfung? Die Ergebnisse der Studie von Prof. Seligman zeigen, dass 30 % aller Studenten – egal, welcher Gruppe sie auch angehörten – unmittelbar depressiv nach einem Prüfungsmisserfolg reagierten. Doch bei den Studenten, die vorher schon eine pessimistische Grundhaltung hatten, waren es 70 %.

Was können wir aus diesem erstaunlichen Ergebnis schließen? Wir sehen folgendes: Treffen eine bereits vorhandene pessimistische Grundeinstellung und ein Misserfolgsereignis zusammen, dann ist die Wahrscheinlichkeit groß, dass es zu einem depressivem Stimmungstief kommt. Eine optimistische Grundeinstellung scheint hingegen einen gewissen Schutz vor einer depressiven Reaktion zu bieten. Eine pessimistische Sichtweise kann demzufolge als echte Ursache für die Entwicklung einer Depression angesehen werden. Wir können nach dieser und etlichen anderen Studien davon ausgehen, dass es sehr wahrscheinlich ist, dass bei einer Mehrzahl, die irgendwann nach einem negativen Ereignis an einer depressiven Störung erkranken, bereits vor der Erkrankung eine negative Sichtweise bzw. eine pessimistische Einstellung vorlag. Ihre negative Sichtweise existierte vermutlich nicht erst seit dem Zeitpunkt, als Sie in das depressive Stimmungstief geraten sind, sondern sie war sehr wahrscheinlich bereits im Vorfeld vorhanden. Es handelt sich um ein im Laufe des Lebens erworbenes Einstellungsmuster, das während der depressiven Phase lediglich an Heftigkeit zunimmt.

Sie können also davon ausgehen, dass Ihre negativen Denkgewohnheiten und Bewertungsmaßstäbe, bereits vor der depressiven Episode in Ihrem Denken vorhanden waren. Solche Einstellungen machen wir uns im Laufe des Lebens durch Erfahrungen, insbesondere mit unseren wichtigen Bezugspersonen, zu eigen. Allerdings können Sie die Uhr nicht zurückdrehen. Umso wichtiger ist es, dass Sie mit Hilfe des Kognitiven Trainings lernen, Ihre Denkgewohnheiten zu erkennen und neue Einstellungen und Bewertungsmaßstäbe zu entwickeln, die Ihnen im Leben hilfreich zur Seite stehen, statt Sie zu behindern und einzuschränken.

Unser Bewertungssystem umfasst Grundannahmen darüber, wie wir uns, andere Menschen, die Welt und unsere Zukunft sehen (⟼ S. 45). Wie durch eine Brille, die wir permanent tragen, betrachten wir alle Ereignisse, die wir wahrnehmen, durch diesen Filter unseres erworbenen Bewertungssystems. Die Brille eines Optimisten mag rosa und die eines Pessimisten schwarz getönt sein, doch wenn beide Brillenträger dasselbe Ereignis erleben – wie z. B. einen Prüfungsmisserfolg oder einen Autounfall – so gelangen sie zu völlig unterschiedlichen Reaktionen auf dieses Ereignis. Der Pessimist ist vielleicht ärgerlich über sich oder deprimiert, weil ihm schon wieder ein Fehler unterlaufen ist und seine Pechsträhne nicht aufhören will, während der Optimist erleichtert ist und sich freut, weil es sich nur um einen kleinen Blechschaden handelt, der schnell zu reparieren ist, oder die Prüfung beim nächsten Versuch leichter zu bestehen ist.

Unser Bewertungssystem beeinflusst nicht nur, wie wir auf Ereignisse reagieren, sondern es lenkt darüber hinaus die Ereignisse selbst. Wer beispielsweise davon überzeugt ist, eine anstehende Prüfung sowieso nicht schaffen zu können, wird sich womöglich nicht genügend anstrengen und eher dazu neigen, auch schon vorher die Flinte ins Korn zu werfen, statt sich gründlich vorzubereiten und zu lernen.

Sind die Grundannahmen des Bewertungssystems fehlangepasst – wie dies für depressive Menschen typisch ist – dann bedeutet dies, dass aktuelle Erfahrungen zu rigide, zu absolut oder in übertriebener Form interpretiert werden. Es schleichen sich typische Denkfehler ein, wenn wir diese schwarze Brille weiterhin tragen und die Ereignisse nicht von einer anderen Warte aus betrachten können.

 **„Pessimisten küsst man nicht"**

Das ist der Titel des Bestsellers von Prof. Martin Seligman – dem bekannten amerikanischen Motivationsforscher.
In unzähligen wissenschaftlichen Studien untersuchte er Pessimisten und Optimisten. Er stellte fest, dass es nicht die Lebensereignisse an sich sind, wie schwere Niederlagen oder Schicksalsschläge, welche dauerhaft auf die Stimmung drücken, sondern die unterschiedlichen Denkgewohnheiten.
Die jeweiligen Denkgewohnheiten bewirken unterschiedliche Verhaltenstendenzen und unterschiedliches Befinden: Pessimisten geben nachgewiesenermaßen leichter auf und reagieren häufiger depressiv. Demgegenüber wirkt sich Optimismus nicht nur positiv auf die Leistung und die Stimmung aus, sondern auch auf die Gesundheit.
Menschen, die pessimistisch denken, haben sogar eine höhere Wahrscheinlichkeit, ernstzunehmende gesundheitliche Beschwerden zu entwickeln oder an Depressionen zu erkranken. Selbst die Lebenserwartung scheint mit einer gesunden Portion Optimismus zu steigen. Die Kognitive Therapie ist das Mittel, was Prof. Seligman empfiehlt, um Optimismus zu lernen und die körperliche und seelische Gesundheit zu stärken.

Nicht alles, was unser Bewertungssystem ausmacht, ist uns im Alltag bewusst. Deshalb lernen Sie mit Hilfe des Kognitiven Trainings zuerst, „automatische" Gedanken zu erkennen (18.) und typische Bewertungsfallen zu entdecken, in die wir leicht hinein tappen (19.). Sie werden ein wichtiges Instrument der KVT kennenlernen, das sog. „ABC der Gefühle" (20.), mit dessen Hilfe Sie den gedanklichen Ursachen Ihrer Gefühlswelt auf die Spur kommen können. Mit der „3-Schritte-Methode" werden Sie lernen, Einfluss auf Ihre Gefühlswelt zu nehmen, indem Sie Ihre Gedanken verändern (21.).

Da Versagens- und Schuldgefühle bei Depressionen überdurchschnittlich häufig vorkommen, werden Sie dazu angeleitet, wie Sie diese überwinden können (22.). Entscheidungen zu treffen, stellt für viele Betroffene während des Stimmungstiefs ein großes Hindernis dar, das es zu überwinden gilt (23.). Außerdem werden Sie Techniken kennenlernen, die Ihnen dabei helfen, Ihre Neigung zum Grübeln zu stoppen, wiederkehrenden Gedanken auf neue Weise zu begegnen (24.) und sie als das zu erkennen, was sie sind (25.). Zuletzt haben Sie die Gelegenheit, Ihr Wissen mit Hilfe der Lernerfolgskontrolle zu überprüfen (26.).

18. Automatische Gedanken erkennen

Tatsache ist, dass unsere Gefühlswelt ganz wesentlich durch unsere Gedankenwelt gesteuert wird. Gedanken können auf uns entweder eine lähmende, bedrückende, entmutigende oder aber eine aktivierende, aufmunternde oder Mut machende Wirkung ausüben. Wer von Depressionen betroffen ist, erlebt die dunkle Seite. Schon bei bei kleinen Misserfolgen, nicht erreichten Zielen oder Verlusterlebnissen werden übertrieben negative Rückschlüsse auf die eigene Person, die Welt und die Zukunft gezogen.

Typischerweise kommt es bei geplanten Vorhaben zu Selbstabwertungen und Selbstvorwürfen, wie: „Ich kann das nicht." „Ich schaffe das nie." „Ich bin unfähig." „Immer mache ich alles falsch."

Solche Gedanken treten zumeist spontan auf, ohne dass wir uns darüber bewusst sind, welche Folgen sie für unser Befinden haben. Man nennt sie deswegen auch automatische Gedanken.

Achte auf Deine Gedanken, denn sie werden Deine Worte.

Achte auf Deine Worte, denn Sie werden Dein Handeln.

Achte auf Dein Handeln, denn es wird zu Deiner Gewohnheit.

Achte auf Deine Gewohnheiten, denn sie werden
zu Deinen Werten.

Achte auf Deine Werte, denn sie werden
zu Deiner Bestimmung.

Chinesisches Sprichwort

Unsere Gedanken sind wie Werkzeuge. Sie können uns entweder nützlich sein oder zum Schaden gebraucht werden. Wichtig ist, dass Sie im ersten Schritt lernen, Ihre automatischen Gedanken zu entdecken, welche die Stimmung verschlechtern. Nur wenn Sie diese negativen Gedanken identifizieren, schaffen Sie auch die notwendige Voraussetzung dafür, sie im zweiten Schritt zu hinterfragen, um sie schließlich zu verändern.

Angemessene Gedanken zeichnen sich dadurch aus, dass sie realistisch und hilfreich zugleich für uns sind. Hilfreich bzw. nützlich sind sie dann, wenn sie uns im Lebensvollzug unterstützen und nicht unsere Vorhaben, Wünsche und Bedürfnisse boykottieren. Wenn Sie beispielsweise bei einem Vorhaben denken: „Das schaffe ich nie", dann wäre eine neue Einstellung, die Sie ermutigt, Ihr Anliegen umzusetzen, z. B. die neue Bewertung: „Ich werde es ausprobieren und einen Schritt nach dem anderen tun."

Viele Menschen fürchten sich auch davor, Fehler zu machen, weil sie an sich den Anspruch stellen, perfekt sein zu müssen. Perfektionistische Forderungen verhindern geradezu, eine Sache zu beginnen. Dabei ist es völlig gewöhnlich, dass wir durch Fehler dazu lernen. Wenn Sie beispielsweise lernen möchten, Gitarre zu spielen, dann werden Sie beim Üben sehr oft daneben greifen. Doch jeder Fehler wird Ihr Spiel verbessern. Das Üben kostet Energie, doch nach einer gewissen Zeit wird es Ihnen zunehmend leichter fallen, die richtigen Griffe zu finden, bis sie Ihnen in Fleisch und Blut übergegangen sind. Lernprozesse verlaufen in den typischen Phasen (➡ S. 59-61). Genauso verhält es sich mit dem Üben neuer Gedanken und Einstellungen.

Da negative Gedanken unangenehme Gefühle zur Folge haben, hat die Korrektur von automatischen Gedanken eine zentrale Bedeutung in der KVT. Erwiesenermaßen bessern sich depressive Störungen durch das Kognitive Training. Die entsprechenden Hirnregionen werden durch das Hebb'sche Gesetz der neuronalen Plastizität verändert (⟹ S. 61).

Manchmal werde ich gefragt, ob immer zuerst die negativen Gedanken den schlechten Gefühlen vorausgehen müssen oder ob es nicht umkehrt sein kann, dass zuerst schlechte Gefühle da sind und es dann zu negativem Denken kommt. Schließlich könnte die Ursache-Wirkungs-Beziehung auch umgekehrt sein. Das ist völlig richtig, auch schlechte Gefühle führen mit höherer Wahrscheinlichkeit zu negativem Denken. Es ist die berühmte Frage nach der Henne und dem Ei. Wir können grundsätzlich von einer Wechselwirkung zwischen Gedanken und Gefühlen ausgehen. Doch denken Sie an die Studie von Prof. Seligman: Pessimismus und Misserfolg zusammen steigern die Wahrscheinlichkeit für das Auftreten einer Depression, während Optimismus einen gewissen Schutz vor einem depressiven Stimmungstief darstellt.

In Studien konnte gezeigt werden, dass Patienten mit Depressionen erwiesenermaßen davon profitieren, wenn sie lernen, ihre automatischen Gedanken und Einstellungen zu korrigieren. Es handelt sich bei der Kognitiven Therapie um ein wirkungsvolles und risikoarmes Vorgehen, das sehr hilfreich ist, um nicht nur die Stimmung, sondern auch das Selbstwertgefühl zu stärken.

Übung 17
Automatische Gedanken entdecken

Beobachten Sie Ihre Stimmungen und Ihre automatischen Gedanken vor, während und nach einer Pflichtaktivität.

Welche Pflichtaktivität möchten Sie sich vornehmen?

_____

Notieren Sie Ihre Stimmung und Ihre Gedanken, bevor Sie die Aktivität durchführen:

_____

_____

_____

Notieren Sie Ihre Stimmung und Ihre Gedanken, während Sie die Aktivität durchführen:

_____

_____

_____

Notieren Sie Ihre Stimmung und Ihre Gedanken, nachdem Sie die Aktivität durchgeführt haben:

_____

_____

_____

Erfahrungsgemäß fällt es bei dieser Übung den meisten Patienten nicht sehr leicht, ihre flüchtigen Gedanken einzufangen, von denen unser Tun und Handeln kontinuierlich begleitet wird. Gerade im Vorfeld, vor der Umsetzung einer Pflichtaktivität, sind die automatischen Gedanken oft derart negativ eingefärbt, dass sie die Umsetzung des Vorhabens in die Tat erschweren oder sogar blockieren. Wer bereits gelernt hat, sich für Schritte in die richtige Richtung selbst zu loben, wird bei der Übung bereits feststellen, wie förderlich sich solche Gedanken auf die kleinen Handlungseinheiten auswirkt. Konzentrieren Sie sich in der nächsten Zeit häufiger auf Ihre Gedanken, wenn Sie sich Aktivitäten vornehmen und umsetzen. Je bewusster Sie Ihre automatischen Gedanken wahrnehmen und je genauer Sie sie benennen können, desto eher werden Sie erkennen, in welche gedanklichen Fallen Sie hineintappen, ohne es zu bemerken.

19. Typische Bewertungsfallen erkennen

Bewertungsfallen sind typische Fehler in der Logik von gedanklichen Prozessen. Solche logischen Fehler wurden häufig im Denken depressiver Menschen nachgewiesen. Welche typischen Fehler liegen den unangemessenen negativen, automatischen Gedanken zugrunde? Lassen Sie uns nun den Bewertungsfallen, in die wir hineintappen können, ohne es zu registrieren, auf den Grund gehen.

Bewertungsfalle Nr. 1:
Das Schwarz-Weiß-Denken

Diese erste Bewertungsfalle zeichnet sich dadurch aus, dass vollkommen getrennte Kategorien benutzt werden, um Erfahrungen einzuordnen. Ereignisse, persönliche Eigenschaften oder zukünftige Konsequenzen werden entweder als ausgesprochen schlecht oder als vollkommen gut angesehen. Der Bruch im logischen Denken kommt dadurch zustande, dass wir uns ausschließlich auf einen bestimmten Aspekt konzentrieren und andere Informationen ausblenden. Wir schließen von einem Teil auf das Ganze.

Nehmen wir ein Beispiel: Ein Student fällt durch eine wichtige Prüfung. Er schließt daraus pauschal, dass alle anderen Studenten besser sind als er und er nun bewiesen hat, dass er ein vollkommener Versager ist. Der Student sitzt in der Falle des Schwarz-Weiß-Denkens, weil er bei seinem Urteil, z. B. nicht berücksichtigt, dass er in der Vergangenheit etliche Prüfungen bestanden hat. Logisch wäre es, wenn der Student zu der Schlussfolgerung kommen würde: „Ja, ich bin bei dieser Prüfung durchgefallen, doch die anderen Prüfungen habe ich geschafft. Auch andere Studenten fallen durch Prüfungen."

Solche Schwarzmalerei entspricht nur ausgesprochen selten der Realität, in der wir leben, denn meistens gibt es mehrere Fassetten.

Die Gauß'sche Glockenkurve

Auf dem 10-DM-Schein unserer alten Währung war auf der Vorderseite Carl Friedrich Gauß und seine berühmte Glockenkurve abgebildet.

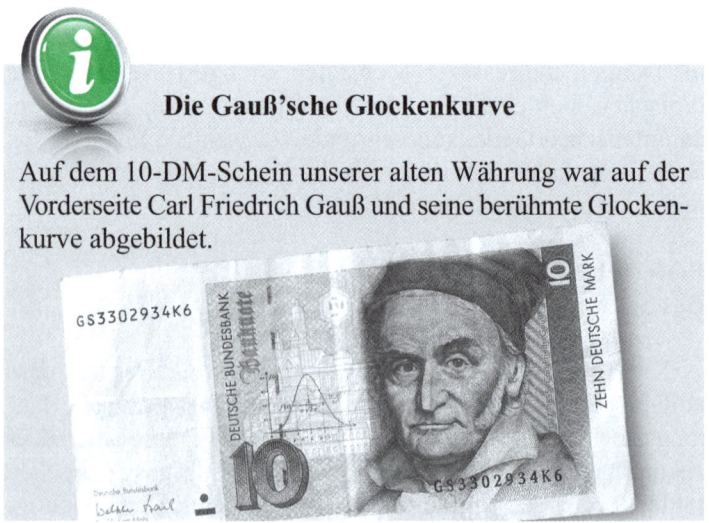

Der Mathematiker Gauß entdeckte, dass die meisten Ereignisse und Merkmale statistisch betrachtet normal verteilt sind. Die sog. Normalverteilung ist eine typische symmetrische Häufigkeitskurve, die Glockenkurve.

Diese Kurve ergibt sich, wenn wir unendlich häufig Ausprägungen von kontinuierlichen Merkmalen oder Ereignissen beobachten würden. Am häufigsten ist der mittlere Bereich vertreten. D. h. Ereignisse des breiten Mittelfelds sind am wahrscheinlichsten, während die Extreme selten sind. Depressive Menschen neigen dazu, einseitig in den selten vorkommenden Extremen zu denken, statt das wahrscheinliche Mittelfeld zu betrachten.

Wir können beliebige kontinuierlich ausgeprägte Merkmale oder Ereignisse nehmen, z. B. Körpergröße, Körpergewicht, Intelligenz oder Sportlichkeit. Es gibt nur sehr wenige Menschen, die so groß sind wie der Basketballspieler Dirk Nowitzki und nur ausgesprochen wenige erwachsene Menschen, die so klein sind, dass sie ihren Mantel nicht an einer Garderobe aufhängen können.

Es gibt nur wenige Menschen, die so intelligent wie Albert Einstein sind, und nur wenige, die derart unbegabt sind, dass sie nicht fähig dazu sind, das Einmaleins zu lernen. Die meisten Menschen befinden sich eben im Mittelfeld. Diese Erkenntnis ist so bedeutsam, dass Carl Friedrich Gauß damit sogar auf dem 10-DM-Schein abgebildet wurde.

Wenn Sie festgestellt haben, dass Sie möglicherweise ein Opfer dieser Bewertungsfalle sind und zur Schwarzmalerei neigen, dann hilft Ihnen die folgende Übung, aktuelle Ereignisse zu relativieren. Die Erkenntnis des berühmten Mathematikers Carl Friedrich Gauß wird Ihnen hilfreiche Dienste dabei leisten, Ereignisse und Fähigkeiten realistisch zu bewerten.

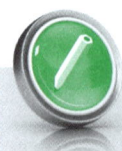

Übung 18
Ereignisse anhand der Statistik relativieren

Nutzen Sie die Gauß'sche Normalverteilung, um die Bewertungsfalle des Schwarz-Weiß-Denkens zu verlassen, indem Sie ein aktuelles Ereignis oder eine eigene Fähigkeit, die Sie als extrem betrachten, in die Glockenkurve einzeichnen.

Machen Sie sich klar, dass extreme Ereignisse selten auftreten und die meisten Ereignisse oder Fähigkeiten irgendwo im Mittelfeld zu verorten sind.

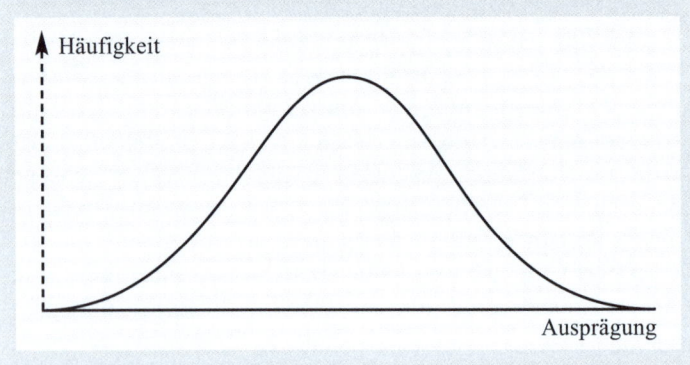

Bewertungsfalle Nr. 2:
Voreilige Schlussfolgerungen

Wenn wir meinen zu wissen, was andere über uns denken, ohne genügend Beweise dafür zu haben, dann neigen wir zu voreiligen Schlussfolgerungen. Ein Beispiel aus der Arbeitswelt gibt Aufschluss über die fehlgeschlagene Logik: Eine Büroangestellte stolpert über das Verhalten einer Kollegin, indem sie denkt: „Die Kollegin war gestern so kurz angebunden, als ich von ihr ein paar Informationen haben wollte. Sie hält mich wohl für blöd und unfähig." In diesem Fall betreibt die Person sogar Gedankenleserei. Sie glaubt zu wissen, was ihre Kollegin denkt, ohne dass die Kollegin sich ihr gegenüber tatsächlich abwertend geäußert hat.

Woher kann sie also derart sicher sein, dass die Kollegin schlecht über sie denkt? Welchen Beweis hat sie dafür?

Gedankenleserei erweist sich übrigens oftmals als ausgesprochen bequem, denn wir können uns selbst aus der Affäre ziehen und dem anderen die volle Verantwortung zuschreiben.

Auch der Student mit der Schwarzmalerei begeht diesen Bewertungsfehler, wenn er aus einem einzigen Misserfolg schließt, dass er völlig unfähig ist.

Übrigens – der Fußballstar Miroslav Klose, der nach der Weltmeisterschaft 2014 verkündet hat, dass er nun mit 36 Jahren seine Karriere auf dem Höhepunkt als Spieler der Nationalmannschaft beenden wird, war am Anfang seiner Laufbahn als junger Spieler durchgefallen. Wenn er in die Denkfalle der voreiligen Schlussfolgerung getappt wäre, dann hätte er aufgrund dieses ersten Misserfolgs gleich den Kopf in den Sand gesteckt und die große Fußballkarriere wäre ihm versagt geblieben. Wie gut, dass Miroslav Klose offenbar nicht durch den Misserfolg voreilig eine falsche Schlußfolgerung zog, sondern – ganz im Gegenteil – dieser Misserfolg ihn angespornt hat, seine Leistungen zu steigern.

Bewertungsfalle Nr. 3:
Das Katastrophendenken

Menschen, die durch ihre Brille die Ereignisse extrem bewerten, neigen zu einer übertriebenen Sichtweise. Sie richten ihr Leben nach dem Motto aus: „Wer das Schlimmste erwartet, kann auch nicht enttäuscht werden." Oder: „Wer nichts wagt, verliert auch nichts." Oder: „Immer auf Sicherheit gehen, dann können mir auch keine Fehler passieren."

Kleine Fehler, Schwächen und Unzulänglichkeiten werden von Menschen mit Depressionen als unverzeihlich eingestuft. Sie malen sich die schlimmsten Katastrophen aus.

Menschen, die diesem Denkfehler unterliegen, benutzen oft Begriffe wie „katastrophal, schrecklich, furchtbar, entsetzlich, fatal oder unerträglich", welche extreme Gefühle, wie Angst, Panik, Hilflosigkeit und Resignation zur Folge haben. Sie machen aus den Ereignissen gleich einen spannenden Thriller, in dem sie sich die schlimmstmögliche Katastrophe vorstellen. Folglich geraten sie allzu leicht in panische Angst.

Wenn Sie z. B. Ihre Krankheit als entsetzliche Katastrophe ansehen, so besagt dies, dass es keine schlimmere Krankheit als die Ihre geben könnte. Vielleicht ist Ihre Depression sehr unangenehm, aber doch keine lebensbedrohliche Katastrophe.

Durch das Katastrophendenken versäumt man es, langfristig gute Ziele zu verfolgen, die zum eigenen Wohlergehen beitragen können. Durch diese Bewertungsfalle verharren wir in einer passiven, blockierenden Haltung, die uns daran hindert, an der Lösung der zugrundeliegenden Probleme zu arbeiten. Die Folge ist, dass das Leiden sich unnötig verlängert und die depressive Phase weiter andauert.

Angesichts einer drohenden Katastrophe, was können wir schon ausrichten? Bekanntlich nicht viel. Nur wer die gleiche Situation durch eine weniger krasse Brille der Bewertungen zu betrachten lernt, indem er sie z. B. als „unangenehm" bewertet, hat die Chance, zu überprüfen, ob er nicht doch etwas unternehmen kann. Wie wäre es statt eines Katastrophenfilms sich gelegentlich mal einen Dokumentarfilm auszumalen?

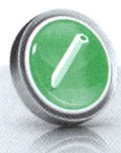

Übung 19
Persönliche Ereignisskala

Um dieser Bewertungsfalle zu entgehen, ist es hilfreich, eine persönliche Skala zu entwickeln, auf der Sie potenziell mögliche Ereignisse – auch wenn sie unwahrscheinlich sind – hinsichtlich ihres Schweregrades zu beurteilen. Diese vorbereitete Skala von 0 bis 100 % wird Ihnen in der Zukunft helfen, eintretende Ereignisse nicht als absolut katastrophal einzuordnen, sondern als <u>relativ</u> zu anderen Ereignissen zu bewerten.

Hier ein Beispiel:

%	
100	Ein Familienmitglied wird gefoltert
90	Bombenangriffe auf den eigenen Wohnort
80	Plötzlicher Tod eines Familienmitgliedes
70	Erkrankung ohne Chance auf Heilung
60	
50	Notoperation
40	Scheidung
30	Autounfall mit Personenschaden
20	Andauernde Schmerzen
10	Autounfall, nur Blechschaden
0	Haustürschlüssel, Portemonnaie oder Gepäck verloren

Gestalten Sie Ihre eigene persönliche Ereignisskala auf der nächsten Seite, indem Sie möglichst jeder Prozentzahl mindestens ein Ereignis zuordnen.

Meine persönliche Ereignisskala

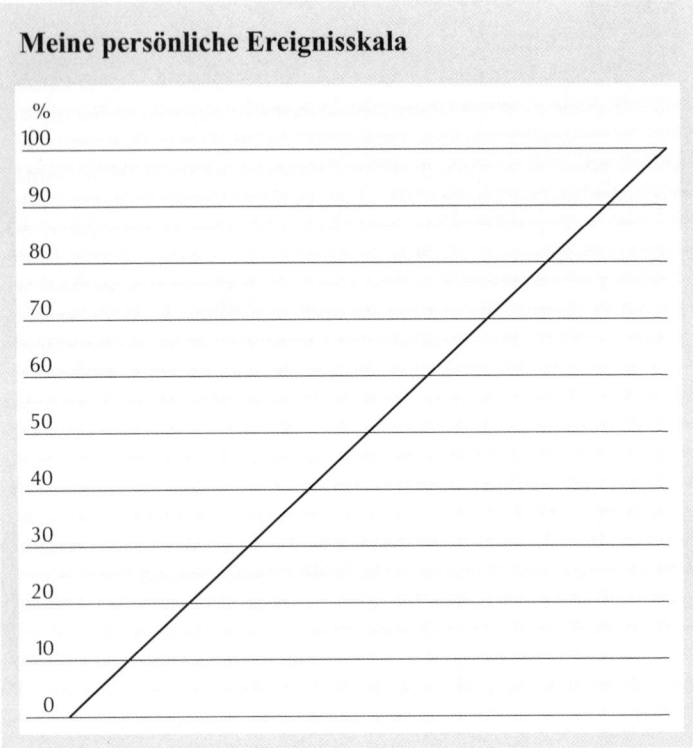

Wenn Sie z. B. einen Konflikt mit Ihrem Partner haben, wie Sie das Wochenende verbringen, oder Ihr Chef Sie wegen eines Fehlers kritisiert, neigen Sie in der Situation vielleicht zu einem emotionalen Überreagieren. Leicht wird vergessen, dass es eben nicht um Leben und Tod geht. Mit Hilfe Ihrer persönlichen Ereignisskala sind Sie in der Lage, ein solches Ereignis in Relation zu anderen möglichen Ereignissen zu stellen, statt es überzubewerten. Sie sind unangenehm, aber aushaltbar. Auch wenn wir Unannehmlichkeiten niemals mögen werden, so werden wir sie doch ertragen können.

Bewertungsfalle Nr. 4:
Die Verleugnung

Diese Falle ist für das männliche Geschlecht typisch. Ihr Motto ist: „Ein Indianer kennt keinen Schmerz", vor allem keinen seelischen Schmerz! Selbst wenn Männer unter schweren Depressionen leiden, versuchen sie mit allen Mitteln, diese Erkrankung zu verleugnen. Dementsprechend empfinden sie auch nur ein geringes Krankheitsgefühl und eine geringe Therapiebereitschaft. Nehmen sie trotzdem eine Psychotherapie in Anspruch, so ist die Veränderungsbereitschaft geringer als bei Frauen. Wahrscheinlich geht diese Bewertungsfalle mit dem verinnerlichten männlichen Rollenbild einher, das sich im Laufe der Lebensgeschichte eingeprägt hat. Schwäche einzuräumen, wird mit Versagen gleich gesetzt. Wer in diese Falle tappt, der schließt gänzlich aus, dass er ein psychisches Problem haben könnte. Die weitreichenden Konsequenzen dieser typisch männlichen Bewertungsfalle zeigen sich darin, dass Männer, sehr viel häufiger als Frauen, versuchen, ihre depressiven Symptome mit Alkohol zu bekämpfen, seltener Hilfsangebote beanspruchen, sich vom sozialen Umfeld zurückziehen und eher einen Suizid als Lösung ansehen.

Verleugnung kommt allerdings nicht nur bei Männern vor. Menschen, die in dieser Bewertungsfalle stecken, ziehen sich aus der Realität zurück und machen sich eher etwas vor, z. B. behaupten sie, in einer glücklichen Ehe zu leben, obwohl andere in Gegenwart des Paares die Spannungen deutlich spüren. Nach außen tun sie so, als ob alles in Ordnung sei, obwohl sie immer wieder ihr Unbehagen andere spüren lassen. Oft spielen versteckte Schuld- und Schamgefühle eine Rolle, wenn wichtige Probleme verleugnet werden. Der Nachteil dieser Bewertungsfalle ist, dass die zugrunde liegenden Probleme nicht gelöst werden können, da sie als solche nicht erkannt werden.

Bewertungsfalle Nr. 5:
Absolute Forderungen

„Ich muss von anderen immer geschätzt, geliebt und anerkannt werden. Wenn nicht, so wäre das entsetzlich." Diese Bewertungsfalle entlarvt die absolute Forderung nach Anerkennung und Liebe und man trifft sie überproportional häufig bei Frauen an. Wenn Sie in dieser Falle stecken, können Sie alles Mögliche unternehmen, um Ihr Ziel zu erreichen, von anderen Menschen immer geliebt und anerkannt zu werden. Ihr Bemühen wird sich als vergeblich erweisen, denn es wird immer Menschen geben, die Sie nicht mögen und die Sie aus irgendeinem Grund ablehnen. Es ist nicht nur unrealistisch, von allen gemocht zu werden, sondern Sie begeben sich darüber hinaus in die Abhängigkeit von anderen, wenn Sie versuchen, es allen Recht zu machen. Egal, wie viel Energie Sie auch aufwenden, Sie werden damit nicht erfolgreich sein können. Viel sinnvoller ist es, die absolute Forderung nach Anerkennung und Liebe aufzugeben und sich auf sich selbst zu konzentrieren und die Zeit und Energie für Dinge aufzubringen, die Ihr Leben bereichern.

Bei Männern betrifft diese Bewertungsfalle häufiger absolute Forderungen nach Leistung und Perfektion: „Ich muss immer kompetent und erfolgreich sein, sonst bin ich ein Versager." Auch diese Forderung wird sich als Bumerang erweisen, da es in der menschlichen Natur liegt, Fehler zu begehen. Niemand wird einen solchen Anspruch erfüllen können. Das Scheitern ist deswegen vorprogrammiert.

Wer Anhänger solcher irrationalen Überzeugungen ist, darf auf keinen Fall einen Fehler begehen, da man sonst kein wertvolles Mitglieder dieser Gesellschaft ist, sondern ein Versager. Menschen, die so denken, blenden völlig aus, dass wir von Natur aus kein perfektes Abbild des allmächtigen Gottes sind. Die Folge dieses Bewertungsfehlers ist, dass man ständig unter Stress und Angst steht, weil man etwas erreichen will, das in der Realität unmöglich ist. Scheitert man an den eigenen perfektionistischen Ansprüchen, dann wird dies als persönliches Scheitern bewertet.

Besser wäre es, sich die eigentlichen Ziele des Lebens bewusst zu machen und sich seine angenehmen Seiten vor Augen zu führen, statt alles dem Aspekt des Erfolges unterzuordnen. Die Genussseite des Lebens darf genauso in den Vordergrund rücken. Besser wäre es, sich nicht auf einen einzelnen Fehler zu konzentrieren, denn das ein oder andere Versagen allein macht uns als Menschen nicht aus. Nehmen Sie ein breiteres Spektrum in Betracht, auch das, was Sie bisher erreicht haben, denn wir sind doch schließlich mehr als die Summe unserer Misserfolge.

Eine geringe Frustrationstoleranz geht ebenfalls sehr häufig mit diesem Bewertungsfehler einher: „Ich muss mich immer wohl fühlen, denn ich kann es nicht ertragen, wenn es für mich unangenehm wird."

Diese Überzeugung ist sehr weit verbreitet und führt dazu, dass man Schwierigkeiten und Unannehmlichkeiten lieber aus dem Weg geht, statt an den Problemen zu arbeiten. Beispielsweise hängt man auf dem Sofa vor dem Fernseher die Zeit ab, statt sich sportlich zu betätigen und findet die passenden Ausreden: „Ach, das ist mir jetzt zu anstrengend." Oder: „Das schaffe ich einfach nicht." Oder: „Das nützt sowieso nichts." Eine geringe Frustrationstoleranz ist wie „Schwimmen lernen zu wollen, ohne dabei nass zu werden." Es ist kaum möglich, eigene Ziele realisieren zu können, wenn wir es vermeiden, Unangenehmes auf uns zu nehmen.

Wie sehr Menschen durch diese Bewertungsfalle in eine Abhängigkeit geraten, zeigt sich an einer ebenfalls häufig verbreiteten Einstellung: „Ohne eine starke Person an meiner Seite bin ich nicht überlebensfähig." Menschen mit dieser irrationalen Überzeugung unternehmen kaum eigenständige

Aktivitäten, weil sie sich nicht zutrauen, Situationen eigenständig zu meistern. Von daher suchen sie immer Sicherheit und Halt bei anderen Menschen, statt Selbstverantwortung zu übernehmen. Die Vorstellung, allein zurechtkommen zu müssen, bereitet ihnen Angst. Es ist eine starke Lebenseinschränkung, wie ein kleines Kind auf andere angewiesen zu sein.

Wie in Stein gemeißelte Gesetze werden die eigenen Ansprüche bei dieser Denkfalle als absolut betrachtet. Ausnahmen sind deshalb nicht zulässig. Es werden höchste Maßstäbe an sich selbst und andere angelegt, wie das Leben nach den eigenen vorgefertigten Vorstellungen zu sein hat. Abweichungen davon sind geradezu unerträglich.

Hier ein paar Beispiele für solche Einstellungsfallen: „Frauen müssen heiraten und Kinder kriegen." „In der Familie muss man immer zusammenhalten." „Man darf nie die Unwahrheit sagen." „Man muss hart arbeiten, um Erfolg im Leben zu haben." „Wer nicht arbeitet, ist ein Versager." „Ich darf mir nichts gönnen, wenn ich meine Pflichten nicht vollkommen erfüllt habe."

Außer Acht gelassen wird, dass es sich bei diesen persönlichen Gesetzen nicht um universell gültige Naturgesetze handelt, sondern lediglich um eine ganz persönliche Gesetzgebung. Es ist nur ein eigener Maßstab unter vielen anderen. Von daher treten in der Realität sehr oft selbstgeschaffene „Gesetzesübertretungen" auf, die meist von Frustration, Wut, Ärger und Enttäuschung begleitet werden.

Entweder etwas existiert in der Realität oder es existiert nicht. Es bringt nichts, etwas zu fordern, dass nicht unserem Einfluss unterliegt. Sie können vielleicht von Ihrem Sohn fordern, dass er in die Schule geht, aber Sie können nicht fordern, dass er gern die Schule besucht.

Was ist die versteckte Motivation hinter dieser Bewertungsfalle? Mit diesem Denkfehler versuchen wir, Macht auszuüben und etwas zu erzwingen, weil wir irgendwann „beschlossen" haben, dass etwas so und nicht anders zu sein hat. Wer sich anderen gegenüber auf diese Weise verhält, wird keine gleichberechtigten Beziehungen eingehen können und leicht in Konflikt mit anderen geraten.

Sehr häufig enthüllt sich diese Bewertungsfalle durch die Hilfsverben „sollen" und „müssen".

Was bedeutet es, etwas zu müssen?

Jedes „Müssen" beinhaltet, dass es keinen anderen Weg gibt. Denken in Muss-Sätzen heißt, zu befehlen, Zwang und Druck auszuüben. Es bedeutet, dass etwas keine Freude und keinen Spaß bringen kann. Wenn wir so mit uns oder anderen umgehen, verhalten wir uns wie ein Gebieter, der seine Sklaven zur Zwangsarbeit antreibt.

In der Realität „müssen" wir allerdings nur sehr wenig. Sterben müssen wir, denn es gibt niemanden, von dem bekannt wäre, dass er jemals nicht gestorben ist. Obwohl es ratsam ist, müssen wir vor einer roten Ampel nicht anhalten, sonst wäre noch nie jemand bei Rot über eine Ampel gefahren. Wir müssen an den Arbeitstagen auch nicht zur Arbeit gehen, obwohl die meisten Menschen dies tun. Denken Sie daran: „Muss" bedeutet in der Regel, keine andere Alternative zu haben. Müssen im eigentlichen Sinne trifft eher auf Naturgesetze zu: auf physikalische Gesetze und streng biologische Gesetze wie den Reflexen bei Tier und Mensch. Es sind Vorgänge, die nicht unter unserem Einfluss stehen. Es wäre deshalb gut, darauf zu achten, dieses Wort nur äußerst sparsam zu verwenden, wenn wir mit anderen sprechen oder einen inneren Dialog führen.

Achten Sie im Gespräch mit anderen oder bei Ihren inneren Dialogen darauf, ob Sie die Hilfsverben „müssen" oder „sollen" gebrauchen.

Bewertungsfalle Nr. 6:
„Ja..., aber..."-Denken

Die „Ja..., aber...-Falle" ist sehr weit verbreitet. Menschen, die in diese Falle tappen, haben zumeist klare Vorstellungen von dem, was sie wollen und möchten, doch sie sabotieren ihr Vorhaben mit mehr oder weniger fadenscheinigen Argumenten. „Ja, es wäre gut, wenn ich zwei Mal in der Woche Sport treibe, aber ich habe zu wenig Zeit dazu." „Ja, ich sollte den Schreibtisch jetzt aufräumen, aber er wird sowieso bald wieder unordentlich sein."

Dieser Fallstrick bedeutet, dass wir uns innerlich weigern, die Verantwortung für unsere Vorhaben und Ziele zu übernehmen. Außerdem wird durch das Wort „aber" die positive Energie gleich wieder im Keim erstickt. Achten Sie bei Ihren Mitmenschen und bei sich selbst darauf, wie gehäuft diese Verhinderungspolitik auftritt. Es handelt sich um ein echtes Programm zur Selbstsabotage.

Ich schlage Ihnen eine Denksportübung für den Alltag vor, mit der Sie nicht nur diese Bewertungsfalle unter Ihre Kontrolle bringen, sondern gleichzeitig Ihre grauen Zellen auf Trab bringen.

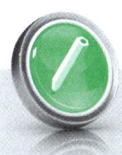

Übung 20
Denksport gegen die „Ja..., aber...-Falle"

Betreiben Sie Denksport, indem Sie die Satzteile Ihrer „Ja..., aber..."- Gedanken vertauschen.
Formulieren Sie zunächst den „Ja..., aber..."- Gedanken. Setzen Sie anschließend den Satzteil, der zuvor im Aber-Teil vorkam in den Ja-Teil ein und den Satzteil, der zuvor im Ja-Teil vorkam, in den Aber-Teil ein.

Das Ergebnis ist verblüffend, wie das folgende Beispiel zeigt:

☹ „Ja, es wäre gut, wenn ich zwei Mal in der Woche Sport treibe, aber ich habe zu wenig Zeit."

☺ „Ja, ich habe zu wenig Zeit, aber es wäre gut, wenn ich zwei Mal in der Woche Sport treibe."

☹ _____
_____

☺ _____
_____

Mit dieser Denksportaufgabe schaffen Sie eine gedankliche Umkehrung. D. h. Sie akzeptieren Ihren ursprünglichen Einwand, mit dem Sie üblicherweise Ihr gutes Vorhaben verhindern. Und Sie lenken gleichzeitig Ihre Energie in die Richtung, in die Sie gehen möchten.

Die Frage ist, warum wir nicht schon früher in dieser Weise unser Denken organisiert haben. Ich glaube, dass wir von unseren Bezugspersonen zu oft Einwände gehört haben, wenn wir in der Kindheit etwas unternehmen wollten, was uns Freude gemacht hat. Diese Haltung haben wir, ohne dass wir es gemerkt haben, übernommen. Mitunter verhalten sich Eltern so, um ihr Kind vor Gefahren zu schützen und unterschätzen dabei die negativen Auswirkungen dieses Erziehungsmittels.

20. Das ABC-Modell der Gefühle

Allzu oft übersehen wir, dass Ereignisse, die in unserer Umwelt geschehen, erst den Filter unserer Wahrnehmung und gedanklichen Verarbeitung passieren müssen, damit überhaupt eine Reaktion auf ein Ereignis stattfinden kann. Nehmen wir z. B. Waldemar: Er erhält von seinem Vorgesetzten eine Kündigung (auslösendes Ereignis A) und reagiert darauf depressiv (Consequenz C). Zwischen dem auslösenden Ereignis (A) und der Consequenz (C) muss etwas in der Gedankenwelt von Waldemar stattgefunden haben, damit es zu diesem Ergebnis kommt.

Die Frage ist: welcher innere Prozess veranlasst Waldemar zu der depressiven Reaktion? Das Ereignis einer Kündigung allein reicht dazu nicht aus, denn es sind viele Reaktionen denkbar, von Ärger und Wut bis hin zur Erleichterung oder sogar Freude. Waldemar muss der Kündigung (A) also eine bestimmte Bewertung (B) beimessen, damit es überhaupt zu einer depressiven Reaktion (C) kommen kann. Er interpretiert das auslösende Ereignis (A) und drückt ihm mit der Bewertung (B) seinen persönlichen Stempel auf.

Dies ist das ABC-Modell der KVT. Es geht bei diesem Modell zunächst darum, die Bewertung (B) auf das auslösende Ereignis (A) herauszufinden, welche die depressive Reaktion (C) zur Folge hat. Waldemar könnte die Tatsache der Kündigung (A) folgendermaßen bewerten: „Das ist eine schlimme Katastrophe. Ich werde bestimmt keine neue Stelle mehr finden und am Ende noch bei Hartz-IV landen." Die Bewertung (B) ist der Grund, warum Waldemar sich depressiv fühlt.

Das ABC-Modell: Wie unsere Gefühle entstehen

In den 60-iger Jahren des letzten Jahrhunderts erkannte der amerikanische Psychologe Albert Ellis den psychotherapeutischen Nutzen des Zusammenhangs zwischen Denken und Fühlen. Um seinen Patienten zu helfen, ihre emotionalen Probleme besser zu lösen, entwickelte er das sog. ABC-Modell.

Der Grundsatz dieses Modells besagt, dass nicht das auslösende Ereignis (A) unsere Gefühle und Verhaltensweisen (C) zur Folge hat, sondern die Art und Weise, wie wir das Ereignis bewerten (B). Die unangemessenen Bewertungen (B) führen demnach zu den negativen Consequenzen (C).

A = Auslösendes Ereignis

⬇

B = Bewertung des Ereignisses

⬇

C = Consequenzen: Gefühl und Verhalten

Unangemessene Gedanken bzw. Bewertungen sind durch zwei Merkmale gekennzeichnet:
1. Sie beruhen mehr auf Fantasie als auf Tatsachen und Beweisen.
2. Sie führen zu schlechten Gefühlen und unerwünschtem Verhalten.

Beispiel für ein ABC-Modell

Betrachten wir am konkreten Beispiel das ABC-Modell von Waldemar:

A = die Kündigung

B = „Das ist eine schlimme Katastrophe. Ich werde bestimmt keine neue Stelle mehr finden und am Ende noch bei Hartz-IV landen. Ich bin ein Versager, andere sind besser als ich, sonst wäre ich ja nicht gekündigt worden."

C = fühlt sich depressiv und zieht sich zurück

Die Frage ist, warum Menschen sich durch ihre negative Sichtweise selbst deprimieren? Die Antwort ist, weil sie es im Laufe ihrer Lebensgeschichte gelernt haben, so zu denken. Durch die Erfahrungen mit den Eltern, Lehrern und anderen Bezugspersonen lernen wir, was richtig oder falsch, gut oder schlecht sein soll. Wir eignen uns ein Bild von uns, anderen Menschen, der Welt und der Zukunft an, ohne dass es uns bewusst ist. Wenn Sie von Ihren Eltern z. B. häufig kritisiert und getadelt wurden, Sie es ihnen nie recht machen konnten, dann liegt es nahe, dass Sie sich diese schlechte Meinung der Eltern über sich selbst zu eigen gemacht haben. Sie gehen mit einer Portion Selbstzweifel durch Ihr Leben.

Lernen Sie mit Hilfe des ABC-Modells Ihr eigenes Bewertungssystem kennen, indem Sie jedes Mal, wenn Sie bemerken, dass Ihre Gefühle sich in negativer Weise verändern, das ABC-Modell anwenden. Finden Sie heraus, was Ihnen durch den Kopf gegangen ist.

Übung 21
Das ABC-Modell der Gefühle

Nutzen Sie jedes Mal, wenn Sie eine unerwünschte Veränderung Ihrer Gefühlswelt wahrnehmen, das ABC-Modell.

Beginnen Sie mit den Consequenzen (C), Ihrem Gefühl (C1) und Ihrem Verhalten (C2). Dann notieren Sie die auslösende Situation (A). Finden Sie schließlich Ihre Bewertung (B). Überlegen Sie, ob Ihre Bewertung (B) schlüssig Ihre Gefühle (C1) und Ihr Verhalten (C2) auf die auslösende Situation (A) erklärt.

A = Auslösende Situation: Was ist passiert?

_____

B = Bewertung: Was denke ich darüber?

_____

_____

C = Consequenzen
C1 = Gefühle: Wie fühle ich mich?

_____

C2 = Verhalten: Was tue ich? Wie verhalte ich mich?

_____

Es lohnt sich, wenn Sie das ABC-Modell regelmäßig schriftlich durchführen. Durch das Aufschreiben lernen Sie Ihr Bewertungssystem besser kennen. Sie werden dabei auch die automatischen Gedanken entdecken, die tiefer in Ihnen schlummern und Ihnen im Alltag nicht bewusst sind.

21. Die 3-Schritte-Methode der Kognitiven Therapie

Wenn Sie Ihre depressiven Bewertungen, Einstellungen und Glaubenssätze durch die Anwendung des ABC-Modells erkennen, dann haben Sie den ersten Schritt bereits getan. Allein durch die Erkenntnis, welche Gedanken Sie in bestimmten Situationen haben, werden Sie sich zwar nicht gleich besser fühlen, doch Sie sind sich Ihrer automatischen Gedanken bereits bewusst, die Ihre Gefühlswelt beeinflussen. Es braucht noch zwei weitere Veränderungsschritte, damit sich auch Ihre Gefühlswelt zum Besseren entwickeln wird.

Wie Sie bereits wissen, beruhen fehlangepasste Gedanken kaum auf Tatsachen und Beweisen und sie führen zu schlechten Gefühlen und Verhaltensweisen, die unseren persönlichen Zielen nicht entsprechen. Deshalb geht es im zweiten Schritt darum, dass Sie lernen, Ihre Gedanken und Bewertungen zu hinterfragen und zu überprüfen. Stellen Sie sich bei jedem ABC-Modell zwei Fragen, um Ihre Bewertungen eindeutig zu entlarven:

1. Entspricht meine Bewertung (B) des auslösenden Ereignisses (A) der Realität oder handelt es sich um eine Fantasie? D. h., haben Sie handfeste Beweise, dass es sich um eine Tatsache handelt?

2. Hilft diese Bewertung (B), mich so zu fühlen und zu verhalten,wie ich möchte? D. h., ist die Bewertung (B) nützlich für mich?

Machen Sie sich klar, dass Gedanken wie Werkzeuge sind. Es kommt darauf an, in der jeweiligen Alltagssituation das geeignete Werkzeug zur Verfügung zu haben. Wenn Sie vorhaben, einen Nagel in die Wand zu bringen, werden Sie vermutlich nicht einen Schraubenzieher aus Ihrem Werkzeugkasten nehmen, sondern den Hammer. Obwohl ein Schraubenzieher durchaus ein nützliches Werkzeug ist, wenn Sie etwas mit einer Schraube befestigen möchten. Sie suchen sich das passende Werkzeug für die konkrete handwerkliche Aufgabe. Genauso sollten Sie nützliche Gedanken für die jeweilige Situation wählen, um die anstehende Herausforderung zu meistern.

„Ich kann das nicht", ist eine Bewertung (B☹), die Ihnen wohl kaum helfen wird, dass Sie ein bestimmtes Vorhaben umsetzen können bzw. dass Sie sich besser fühlen werden. Diese Einstellung wird Sie bei der Realisierung Ihres Vorhabens blockieren und Ihre Gefühlslage verschlechtern.

Wenn Sie Ihre Bewertungen (B☹) hinterfragen und mindestens eine der beiden Fragen (➡ S. 158) mit „Nein" beantworten, dann ist es an der Zeit, den dritten Schritt umzusetzen: Überlegen Sie sich eine neue Bewertung (B☺). Diese neue Sichtweise sollte sowohl den Tatsachen entsprechen als auch hilfreich sein. Wenn Sie beispielsweise bei der Bewertung (B☹) „Ich kann das nicht", festgestellt haben, dass sie weder auf Tatsachen beruht noch hilfreich ist, dann könnten Sie z. B. zu folgender Bewertung (B☺) gelangen: „Ich habe es überhaupt noch nicht ausprobiert. Daher kann ich noch gar nicht sicher sagen, ob ich es nicht doch kann. Ich kann es zumindest versuchen." In diesem Fall erkennen Sie, dass es sich nur um eine Vermutung handelt, dass Sie es tatsächlich nicht können und Sie überprüfen Ihre Vermutung durch eigene Erfahrungen in der Realität. Diese Überprüfung von Hypothesen nennt man auch Realitätscheck.

Möglicherweise stellen Sie fest, dass Ihre ursprüngliche Bewertung (B☹) „Ich kann das nicht", auf keinen Fall den Tatsachen entspricht, da Sie bereits gegenteilige Erfahrungen gemacht haben. Sie kommen zu einer anderen neuen Bewertung (B☺): „Vor einigen Wochen habe ich es schon einmal geschafft. Wichtig ist, dass ich genügend Zeit einplane."

Jeder Mensch kann lernen, neue Bewertungen, Gedanken und Einstellungen zu verinnerlichen, indem man sie durch konkretes Verhalten im Alltag ausprobiert und sie damit auf eine echte Probe stellt. Die ursprünglichen Bewertungen (B☹) werden also durch eigene Verhaltenserprobungen überprüft, bestätigt oder verworfen. Die Erfahrungen, die wir dabei machen, sind der Maßstab, ob eine Bewertung stimmt oder nicht. Wichtig ist, dass Sie eine kritische Haltung gegenüber Ihren eigenen Bewertungen einnehmen und sie einer echten Überprüfung unterziehen, sodass der Realitätscheck nicht automatisch das bestätigt, wovon Sie sowieso schon im Vorfeld überzeugt waren. Sonst kommt es zu der berühmten „sich selbst erfüllenden Prophezeiung".

Zwei Nachbarn und ein Vorhaben

Zwei Nachbarn haben fast zeitgleich dasselbe Vorhaben. Sie möchten ihren Rasen mähen, obwohl ihr eigener Rasenmäher defekt ist. Der allseits beliebte Nachbar Hieronimus besitzt demgegenüber einen hervorragenden Rasenmäher. Beide Nachbarn beschließen, sich den Rasenmäher zu borgen.

Der Nachbar Waldemar denkt: „Der Rasen muss gemäht werden, doch dummerweise ist mein Rasenmäher kaputt. Ich könnte mir beim Nachbarn Herrn Hieronimus den Rasenmäher borgen." Doch dann erinnert er sich, dass der Nachbar ihn letzte Woche nicht gegrüßt hatte, als er den Briefkasten öffnete. Er denkt: „Wahrscheinlich hat er nur so getan, als ob er in Eile wäre. Er hat was gegen mich. Soll er doch seinen Rasenmäher behalten." Waldemar beschließt daraufhin: „Ich sollte so einen Menschen wie Herrn Hieronimus nicht um einen Gefallen bitten." Und er kehrt ärgerlich auf dem Absatz um.

Auch der Nachbar Felix beabsichtigt, seinen Rasen zu mähen. Felix denkt: „Der Rasen muss gemäht werden, doch dummerweise ist mein Mäher kaputt. Ich könnte mir bei Herrn Hieronimus den Rasenmäher borgen." Auch Felix erinnert sich, dass Herr Hieronimus letzte Woche sehr in Eile wirkte und ihn nicht gegrüßt hatte. Er denkt: „Wahrscheinlich ist er momentan überlastet. Deswegen hat er mich nicht gegrüßt. Es wäre gut, wenn ich ihn am Abend zu einem Glas Bier einlade und mit ihm mal schwatze." Unser Nachbar Felix beschließt, Herrn Hieronimus um den Gefallen zu bitten und klingelt an der Tür. Herr Hieronimus öffnet. Beide freuen sich über die Gelegenheit, miteinander zu sprechen. Felix mäht tagsüber seinen Rasen. Am Abend treffen sich Herr Hieronimus und Felix auf ein Bier im Garten. Der Nachbar Waldemar beobachtet, wie die beiden vergnügt miteinander plaudern und ärgert sich erneut: „Warum bietet mir Herr Hieronimus nicht seinen Rasenmäher an – auch mein Rasen sollte gemäht werden!"

Prophezeiungen sind an sich ein ausgesprochen schwieriges Unterfangen, weshalb man sehr zurückhaltend damit umgehen sollte. Wenn beispielsweise eine Wirtschaftsprognose anhand von Daten gestellt wird, dann ist es geradezu an der Tagesordnung, dass solche Prognosen wieder revidiert werden müssen, weil unkalkulierbare Ereignisse eingetreten sind, von denen man damals noch nichts wusste. Selbstverständlich haben Prognosen einen Zweck, denn sie helfen, unser Handeln auf einer gewissen rationalen Grundlage in der Zukunft auszurichten. Trotzdem sind Prognosen sehr anfällig, weil unerwartete Ereignisse in der Zukunft eintreten können. Wer in die Zukunft blicken möchte, sollte ganz genau darauf achten, dass es sich nur um eine gewisse Wahrscheinlichkeit handelt, dass die Prognose auch tatsächlich eintrifft.

Zukunftsprognosen gehören zu den typischen Bewertungsfallen, in die wir hineintappen können und die wir mit Hilfe der 3-Schritte-Methode des ABC-Modells entlarven und verändern können. Menschen mit Depressionen haben eine pessimistische Sichtweise der Zukunft, worunter sie vermutlich selbst sehr leiden. Die typischen Gedanken, d. h. die fehlangepassten Bewertungen (B☹) machen Ihnen vermutlich zu schaffen und es fällt Ihnen nicht leicht, neue Bewertungen (B☺) aufzuspüren, wenn Sie in einer schweren depressiven Phase stecken. Deshalb möchte ich Ihnen ein paar Beispiele für alternative neue Bewertungen (B☺) geben. Diese Beispiele dienen als Anregung für Sie, wenn es Ihnen aufgrund der Schwere Ihrer Depression jetzt noch nicht gelingt, eigene Neubewertungen (B☺) zu formulieren.

Typische negative Gedanken (B☹), die zu depressiven Gefühlen führen. ⇒ Mögliche Neubewertungen (B☺)

B☹: „Alles ist sinnlos." ⇒
B☺: „Jedem Menschen mit Depression fällt es schwer, Dinge anzugehen. Auch wenn es unangenehm ist, tue ich jetzt, was ich kann. Es ist besser für mich, nicht zu verallgemeinern. Was ich tue, ergibt mehr oder weniger Sinn. Zum Beispiel habe ich heute die Wäsche gewaschen. Das war sinnvoll, weil ich saubere Kleidung tragen möchte."

B☹: „Es ist alles hoffnungslos." ⇒
B☺: „Jemand, der depressiv ist, sieht die Dinge nicht in bunten Farben. Es wird auch für mich wieder Tage geben, an denen ich dies wieder wahrnehmen kann. Eine Depression dauert nicht lebenslänglich an. Ich kann daran arbeiten, dass es mir bald wieder besser gehen wird."

B☹: „Niemand kann mir helfen." ⟹
B☺: „Depressionen kommen sehr häufig vor. Auch anderen Menschen wurde schon geholfen. Ehe ich nicht die verschiedenen Möglichkeiten ausprobiert habe, kann ich nicht beurteilen, ob mir wirklich niemand helfen kann."

B☹: „Ich schaffe das nicht." ⟹
B☺: „Ich fühle mich zwar im Moment noch nicht so gut. Trotzdem könnte ich es ausprobieren, ob ich zumindest den ersten Schritt unternehme. Ich habe schon die Erfahrung gemacht, dass es mir besser geht, wenn ich damit anfange, etwas zu tun, statt nur darüber nachzugrübeln, dass ich etwas nicht schaffen könnte."

Vielleicht kommt Ihnen der eine oder andere negative Gedanke (B☹) bekannt vor? Üben Sie täglich, unangemessene Gedanken zu identifizieren, zu hinterfragen und durch neue, realistische und hilfreiche Bewertungen (B☺) zu ersetzen. Das Üben bahnt die gewünschten neurologischen Verbindungen im Gehirn, die trainiert werden sollten, um die depressive Phase zu überwinden.

Die folgende Übungsanleitung zeigt Ihnen, wie Sie die 3-Schritte-Methode der Kognitiven Therapie praktisch umsetzen. Fertigen Sie mehrere Kopien der Seiten 164 bis 165 an, damit Sie die 3-Schritte-Methode wiederholt schriftlich umsetzen können. Es braucht viel Übung, bis Sie das Vorgehen ganz verinnerlicht haben. Sie wissen ja bereits, dass Umlernprozesse in verschiedenen Phasen ablaufen (⟹ S. 59-61), von daher wird es Sie jetzt nicht überraschen, davon auszugehen, dass es zu einem Konflikt zwischen Kopf und Bauch kommt, wenn Sie damit beginnen, neue Bewertungen (B☺) zu formulieren. Es wird eine gewisse Zeit dauern, bis sich das dazu passende

Gefühl einstellt. Dies liegt daran, dass Gefühle eine wichtige Funktion erfüllen. So sollen Angstgefühle uns beispielsweise vor Gefahren warnen. In diesem Fall übernehmen sie eine Schutzfunktion. Es dauert eine Weile, bis Ihre Gefühle sich an Ihre neuen Bewertungen (B☺) angepasst haben. Erst einmal braucht es einen gewissen Erfahrungshorizont.

Nehmen wir als Beispiel einen Hund, der schlechte Erfahrungen gemacht hat. Er wurde von seinem Besitzer geschlagen und hat daraufhin Angst entwickelt. Jetzt kümmert sich ein neuer Besitzer um den Hund. Er schlägt den Hund nicht. Trotzdem verhält sich der Hund aufgrund der vorangegangenen schlechten Erfahrungen ängstlich. Nur wenn der Hund über längere Zeit von seinem neuen Besitzer keine weiteren Schläge bekommt, wird er nach und nach seine Angst verlieren. Bei der Anwendung der 3-Schritte-Methode benötigen Sie ebenfalls Zeit und Geduld, damit sich Ihre Gefühle neu einstellen können.

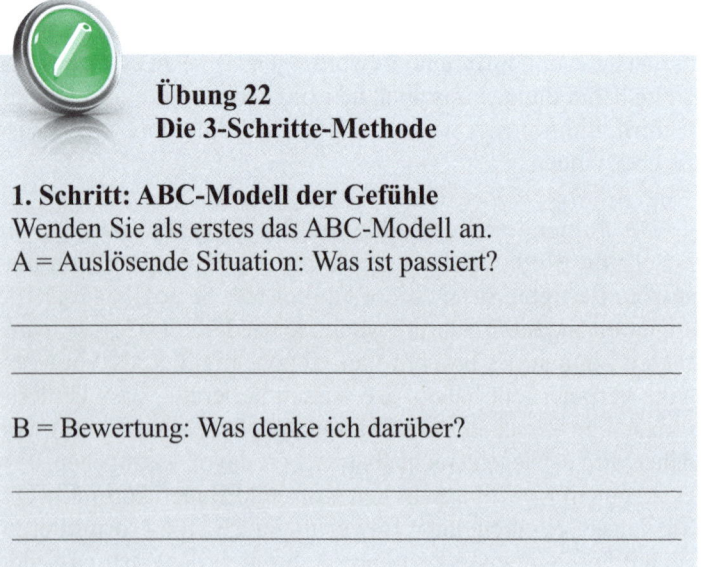

Übung 22
Die 3-Schritte-Methode

1. Schritt: ABC-Modell der Gefühle
Wenden Sie als erstes das ABC-Modell an.
A = Auslösende Situation: Was ist passiert?

_____

_____

B = Bewertung: Was denke ich darüber?

_____

_____

C = Consequenzen
C1 = Gefühle: Wie fühle ich mich?

_____

C2 = Verhalten: Was tue ich? Wie verhalte ich mich?

_____

2. Schritt: Entlarven negativer Bewertungen

Hinterfragen Sie Ihre Bewertung (B), indem Sie die zwei Schlüsselfragen beantworten:

1. Entspricht meine Bewertung (B) auf das auslösende Ereignis (A) der Realität oder handelt es sich um eine Fantasie? Habe ich handfeste Beweise?
   ○ Ja   ○ Nein

2. Hilft mir diese Bewertung (B), mich so zu fühlen und zu verhalten, wie ich es möchte?
   ○ Ja   ○ Nein

3. Schritt: Neubewertung

Wenn Sie mindestens eine der Fragen mit NEIN beantwortet haben, dann formulieren Sie eine hilfreiche und realistische Neubewertung (B☺), die positiven Einfluss auf Ihre Stimmung nehmen kann und das Verhalten, das Sie sich wünschen, beinhaltet.

_____

_____

_____

Möglicherweise fragen Sie sich: „Wie oft muss ich denn die drei Schritte durchführen, bis meine negativen Bewertungen vollkommen verschwunden sind?" Die Antwort ist: Das kann ich Ihnen nicht verbindlich sagen. Der Erfolg ist sehr von der Schwere Ihrer Depressionen abhängig und auch davon, wie tief sich Ihre negativen Sichtweisen ins Gedächtnis eingeprägt haben. Und nicht zuletzt steigert sich die Wahrscheinlichkeit, dass sich Ihr Bewertungssystem grundlegend zu Ihrem persönlichen Wohl verbessert, indem Sie die 3-Schritte-Methode konsequent anwenden. Oft ist es so, dass einige Bewertungen leichter zu erneuern sind, während andere mehr Übung und Geduld benötigen.

Das Hebb'sche Gesetz der neuronalen Plastizität unseres Gehirns besagt: „Neurons that fire together wire together." Was bedeutet dieses Gesetz? Die neuronalen Verbindungen unseres Gehirns, die wir häufig nutzen, verstärken sich. Aus Trampelpfaden werden Wege, aus Wegen Straßen und aus Straßen Autobahnen. Wenn Sie besonders oft negative Gedanken wiederholen, dann verstärken sich diese neuronalen Verbindungen. Wenn Sie demgegenüber regelmäßig das ABC-Modell anwenden, Ihre Gedanken hinterfragen und durch neue Bewertungen ersetzen, werden sich diese neuronalen Verbindungen zunehmend verbessern, d. h. es wird zunehmend wahrscheinlicher, dass Sie diese neu angelegten Verbindungen auch benutzen. Diejenigen Neuronen, von denen Sie hingegen kaum Gebrauch machen, werden in ihren Verbindungen schwächer. Mit der Kognitiven Therapie können Sie die neuronalen Verbindungen stärken, die positive Gefühle und Antrieb für Aktivitäten wahrscheinlicher machen.

Manche Patienten hegen Zweifel an der Kognitiven Therapie, weil Sie meinen: „Ich kann mir doch nicht etwas einreden, was nicht meiner persönlichen Überzeugung entspricht." Ist Ihnen ein solcher Zweifel durch den Kopf gegangen, als Sie Ihre

Neubewertungen formuliert haben? Vermutlich sind Sie bisher sehr von der Richtigkeit Ihrer negativen Gedanken überzeugt. Deswegen tun Sie sich verständlicher Weise schwer damit, eine neue Sichtweise zuzulassen. Bezogen auf die neuronalen Verbindungen zeigt Ihre feste Überzeugung, dass Sie diese neuronalen Wege bereits so häufig benutzt haben, dass sie wie Autobahnen hochfrequent befahren wurden. Eine neue Sichtweise, wie Sie die Neubewertungen darstellen, sind demgegenüber noch eher in dem Zustand von kleinen Trampelpfaden. Das bedeutet, dass sie viel öfter benutzt werden müssen, wenn sie zu einem Weg, einer Straße und schließlich zu einer Autobahn ausgebaut werden sollen. Arbeiten Sie also weiterhin daran, die 3-Schritte-Methode anzuwenden, um Ihre neuen Bewertungen auszubauen.

22. Schuld- und Versagensgefühle überwinden

Menschen mit Depressionen neigen dazu, sich zu häufig die Schuld an Ereignissen zu geben. Sie fühlen sich schnell verantwortlich und glauben, selbst versagt zu haben, wenn die Dinge nicht so laufen, wie sie es erwarten. Wenn eine Kollegin ärgerlich ist, denken sie gleich: „Es liegt an mir, ich habe etwas falsch gemacht." Wenn die Tochter nicht folgt und es kommt zu einer Auseinandersetzung, denken sie gleich: „Ich bin eine schlechte Mutter, sonst würde sie sich nicht so verhalten." Sie verbuchen negative Ereignisse stets auf dem eigenen Konto und vernachlässigen bei ihren Urteilen andere wichtige Faktoren und Umstände, die ebenfalls eine Rolle spielen.
Bei positiven Ereignissen hingegen lassen sie sich selbst meistens außer Acht, so als wenn sie gar nichts damit zu tun hätten. Dann waren es die äußeren Umstände oder andere Beteiligte, nur nicht sie selbst. Die typischen Bewertungsfallen, die auf logischen Denkfehlern beruhen (⟹ S. 139-154), zeigen ihre

unerwünschte Wirkung auch bei Schuld- und Versagensgefühlen. Eine solche Art der einseitigen Beurteilung kann weder das Selbstwertgefühl bessern, noch dazu führen, dass eine depressive Episode überwunden wird. Von daher ist es wichtig, dass Sie mit Hilfe des Kognitiven Trainings lernen, die Ursachen, die Sie positiven und negativen Ereignissen zuschreiben, neu zu bewerten. Indem Sie die 3-Schritte-Methode der kognitiven Therapie gezielt anwenden, werden Sie die typischen Bewertungsfallen, die Ihren Schuld- und Versagensgefühlen zugrunde liegen, offen legen und neue, realistische und hilfreiche Bewertungen finden, welche Ihr Selbstwertgefühl und Ihre Stimmungslage nachhaltig steigern.

Da Schuld- und Versagensgefühle während depressiver Stimmungstiefs häufig das Selbstwerterleben schädigen, möchte ich diese Thematik mit Ihnen genauer unter die Lupe nehmen. Haben Sie schon mal darüber nachgedacht, was der Unterschied zwischen Schuld und Verantwortung ist? In welchen Situationen ist es angemessen, sich schuldig zu fühlen und in welchen Situationen ist es adäquater, von Verantwortung zu sprechen?

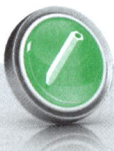

Übung 23:
Schuldgefühle vor ein inneres Gericht stellen

Denken Sie jetzt für einen Moment an ein konkretes Ereignis, für das Sie sich selbst die Schuld geben. Welches Ereignis geht Ihnen durch den Kopf? Notieren Sie das Ereignis:

_____

_____

_____

Formulieren Sie, für welches Verhalten Sie sich konkret
schuldig fühlen:

_____

_____

_____

_____

Weshalb glauben Sie, dass Sie Schuld daran haben? Begründen
Sie, warum Sie sich selbst die Schuld an diesem Ereignis
zuschreiben:

_____

_____

_____

_____

Beantworten Sie die folgenden Fragen, um die Kriterien für
Schuld und Verantwortung zu prüfen:

1. Liegt ein Schaden bei einem anderen Menschen vor, der
unmittelbar durch Ihr Verhalten eingetreten ist?
○ Ja   ○ Nein

2. Haben Sie das Eintreten des Schadens unmittelbar vor
dem Schadenseintritt vorhergesehen?
○ Ja   ○ Nein

3. Hatten Sie vor Eintritt des Schadens die Absicht,
der anderen Person einen Schaden zuzufügen?
○ Ja   ○ Nein

Wenn Sie alle drei Kriterien mit „Ja" beantwortet haben, dann ist es richtig, sich schuldig zu fühlen. Damit Sie Ihre Schuld ausgleichen können, wäre es sinnvoll, sich beim Opfer zu entschuldigen und eine Wiedergutmachung in Betracht zu ziehen. Falls dies nicht möglich ist, dann bekennen Sie sich selbst dazu und überlegen Sie sich etwas, das Sie als angemessenen Ausgleich für Ihre Schuld unternehmen können. Vielleicht gibt es jemanden, den Sie in einer Angelegenheit helfen oder unterstützen könnten.

Wenn Sie allerdings feststellen, dass weniger als drei Kriterien erfüllt sind, dann handelt es sich eindeutig nicht um Schuld im moralischen Sinne, sondern um Verantwortung.

Es ist wichtig, dass Sie lernen, genau zwischen Schuld und Verantwortung zu unterscheiden, damit Ihre Gedankenwelt sich auf einer soliden Basis bewegt.

Um den Unterschied zwischen Schuld und Verantwortung besser zu verstehen, möchte ich Ihnen zwei fiktive Beispielsituationen geben. Achten Sie auf die Unterschiede.

Das erste Beispiel: Ein Mann ist in Eile und rennt die Treppe hinunter. Er stößt mit einer Frau zusammen. Sie stürzt und verletzt sich am Knie. Ist dieser Mann Ihrer Meinung nach Schuld? Ich meine nicht: Er ist vielmehr verantwortlich.

Kommen wir nun zum zweiten Beispiel: Ein Mann ist wütend, er hat die Absicht sich an jemanden rächen, obwohl er sich bewusst ist, dass dies falsch wäre. Er rennt die Treppe hinunter, schubst eine Frau. Sie stürzt und verletzt sich am Knie. Ist dieser Mann Ihrer Einschätzung nach Schuld?
Ich denke schon. Was sind die entscheidenden Unterschiede zwischen diesen beiden Situationen? Lassen Sie uns den Unterschied zwischen Schuld und Verantwortung genau beleuchten.

Bei Schuld muss immer ein Schaden eingetreten sein. Dies ist in beiden Beispielsituationen der Fall. Aber ein zweites Kriterium sollte erfüllt sein, nämlich, dass man den Schaden voraussehen konnte. Dies trifft nur auf die zweite Situation zu. Außerdem sollte noch ein drittes Kriterium für eine Schuldzuweisung erfüllt sein – und jetzt stehen wir an einem entscheidenden Punkt – nämlich, ob der eingetretene Schaden absichtlich herbeigeführt wurde. Es kommt also auf die Intention an. Wenn ein Schaden entstanden ist, aber keine Intention vorlag jemand anderen zu schädigen, ist es folgerichtiger, von Verantwortung statt von Schuld zu sprechen.

Wenn Sie sich für irgendetwas schuldig fühlen, prüfen Sie, ob die genannten Kriterien vollständig erfüllt sind. Achten Sie genau auf diese Unterschiede zwischen Schuld und Verantwortung. Stellen Sie Ihre Schuldgefühle vor Gericht und fällen Sie erst dann Ihr Urteil.

Schuld im moralischen Sinn ist nicht selten eine äußerst erbarmungslose Zuschreibung für negative Ereignisse. Deshalb lohnt es sich, diesen Begriff sparsam zu verwenden. Ich bin der Meinung, dass es ausreicht, Schuldzuschreibungen nur für echte Vergehen zu verwenden, wie sie bereits seit mehr als zweitausend Jahren in den zehn Geboten der Bibel niedergeschrieben sind: Z. B. Du sollst nicht töten. Du sollst nicht Ehe brechen. Du sollst nicht stehlen. Du sollst nicht lügen...

23. Eigene Entscheidungen treffen

Beim Treffen von eigenen Entscheidungen sind Zweifel ein häufig auftretendes Phänomen. Lieber trifft man keine eigene Entscheidung und überlässt sie anderen, als selbst einen Fehler zu begehen. Die Verantwortung wird abgegeben. Übersehen wird in der Regel, dass es grundsätzlich nicht möglich ist, keine eigene Entscheidung zu treffen. Sobald die Entscheidung, sich nicht zu entscheiden, getroffen ist, sind die Würfel bereits gefallen. Auch wenn man die Entscheidung anderen überlässt, hat man sich entschieden.

Zum Wesen der meisten Entscheidungen, vor die wir im Alltag gestellt sind, gehört es, dass jede mögliche Alternative sowohl Vorteile als auch Nachteile hat. Nur ausgesprochen selten gibt es Entscheidungssituationen mit Alternativen, die eine ideale Lösung vorgeben, sodass uns die richtige Wahl sehr leicht fällt. Dies wäre beispielsweise der Fall, wenn Sie vor die Wahl gestellt würden, Ihren Urlaub entweder auf einer paradiesischen Insel mit allem Komfort, den Sie sich wünschen, zu verbringen, oder in einem dunklen Kellerloch.

Niemand kann Ihnen die eigene Entscheidung abnehmen, was Sie tun oder lassen sollten, sondern Sie ganz allein sind die Entscheidungsinstanz. Man kann sich eben <u>nicht</u> nicht entscheiden. Wir als Menschen haben die „Qual der Wahl" und zugleich die Chance, unseren eigenen Weg selbst zu gestalten.

Alltägliche Entscheidungen haben in der Regel keine sehr langfristigen Auswirkungen. Außerdem können wir falsch getroffene Entscheidungen in der Regel wieder korrigieren.

Patienten mit Entscheidungsproblemen profitieren davon, wenn sie sich die kurzfristigen und die langfristigen Vor- und Nachteile der verschiedenen Entscheidungsalternativen vor Augen führen.

Übung 24
Rationale Entscheidungen treffen

Vergegenwärtigen Sie sich eine Entscheidung, die Sie in der nächsten Zeit treffen möchten. Notieren Sie, um welche Entscheidung es sich handelt:

_____

_____

_____

_____

Benennen Sie jede der möglichen Alternativen, zwischen denen Sie sich entscheiden können:

Nr. 1 _____

Nr. 2 _____

Nr. 3 _____

Notieren Sie für jede Alternative die momentan erkennbaren kurzfristigen Vor- und Nachteile:

Kurzfristige Vorteile:

Nr. 1 _____

Nr. 2 _____

Nr. 3 _____

Kurzfristige Nachteile:

Nr. 1

Nr. 2

Nr. 3

Notieren Sie für jede Alternative die momentan erkennbaren langfristigen Vor- und Nachteile:

Langfristige Vorteile:

Nr. 1

Nr. 2

Nr. 3

Langfristige Nachteile:

Nr. 1

Nr. 2

Nr. 3

Welche Alternative hat vermutlich die meisten Vorteile?

Nr.:

Welche Alternative hat vermutlich die meisten Nachteile?

Nr.:

Wägen Sie die möglichen Entscheidungsalternativen gegeneinander ab und schlafen Sie eine Nacht darüber. Treffen Sie erst morgen Ihre Entscheidung.

Für welche Alternative haben Sie sich entschieden?

Nr.: ⬚

Sie haben bei der Übung vermutlich erkannt, dass es um die zum jetzigen Zeitpunkt erkennbaren Vor- und Nachteile geht. Wir können nicht die Zukunft der möglichen Konsequenzen überblicken, da es immer Ereignisse geben wird, die wir jetzt noch nicht vorhersehen können. Bevor wir unsere Entscheidung treffen, haben wir eben keine Glaskugel zur Verfügung, in der wir unsere Zukunft vorhersehen können, sondern wir entscheiden uns stets nur zu einem gegenwärtigen Zeitpunkt mit einer Portion Ungewissheit. Und es gibt keine Garantie dafür, dass wir in der Zukunft, wenn wir auf unsere Entscheidung zurückblicken, zu jedem beliebigen Zeitpunkt feststellen werden: „Diese Entscheidung war absolut richtig für mich."

Die Freiheit, selbst entscheiden zu können, ist ein sehr hohes Gut und bedeutet gleichzeitig, Verantwortung für das eigene Handeln und Schicksal zu übernehmen. Menschen, denen diese grundlegende Freiheit aufgrund der politischen Situation entzogen wurde, wissen diesen Wert unseres Menschseins zu würdigen.

Der innere Konflikt –
Eine therapeutische Geschichte

Ein junger Mann ist vollkommen ratlos. Seine Eltern sagen, dass er heiraten und eine Familie gründen soll. Seine Kameraden behaupten genau das Gegenteil: Er sollte sich auf keinen Fall so früh an eine Frau binden, sich lieber ausleben und alles mal ausprobieren.

Der junge Mann beschließt, einen weisen Mann aufzusuchen und ihn um die richtige Antwort zu bitten: „Weiser Mann, ich weiß nicht mehr weiter. Meine Eltern sagen, ich soll heiraten, und meine Kameraden sagen, dass ich mich ausleben soll. Was soll ich nur tun?"

Der weise Mann ahnt die Brisanz des inneren Konfliktes. Er reicht dem jungen Mann eine Münze mit den Worten: „Wirf diese Münze und du wirst schon sehen, denn es wird, wie du es willst."

In der Therapie setze ich bei scheinbar unlösbaren Entscheidungsproblemen manchmal den Münzwurf ein. In der Tat ist es ein kleiner therapeutischer Trick, wenn ich meine Patienten auffordere, für das eigene Schicksal den Zufall zu bemühen. Doch merkwürdigerweise lehnen die meisten Menschen es ab, das Zufallsergebnis zu akzeptieren, wenn beim Münzwurf nicht das gefühlsmäßig richtige Ergebnis herausgekommen ist. Probieren Sie bei Unsicherheit oder Zweifel an einer rationalen Entscheidung den Münzwurf aus. Es wird Ihnen vermutlich nicht anders ergehen als den meisten meiner Patienten: entweder man akzeptiert das gefühlsmäßig richtige Zufallsergebnis oder man lehnt das gefühlsmäßig falsche Ergebnis des Münzwurfs ab.

Wenn es zwei Entscheidungsalternativen gibt, zwischen denen Sie sich entscheiden müssen, werfen Sie einmal die Münze. Legen Sie zuvor fest, welche Alternative bei Kopf gewinnt und welche bei Zahl gewinnt. Gehen Sie davon aus, dass Sie die Entscheidung annehmen, die durch den zufälligen Münzwurf festgelegt wird.

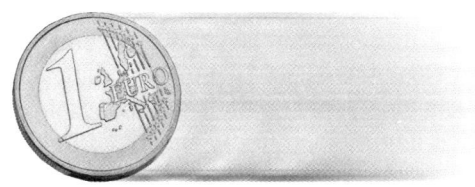

Bei mehreren Alternativen können Sie auch einen Würfel verwenden. Gehen Sie davon aus, dass Sie tatsächlich die Alternative akzeptieren und umsetzen werden, die gewürfelt wurde.

Im Vorfeld ordnen Sie die Entscheidungsalternativen den Zahlen des Würfels zu. Bei vier Entscheidungsmöglichkeiten gibt es vier Zahlen: eine Eins, Zwei, Drei oder eine Vier. Die Zahlen Fünf und Sechs gelten nicht. Dann würfeln Sie solange, bis eine der festgelegten Zahlen auftaucht. Nach dem Wurf beobachten Sie das auftretende Gefühl.

Wenn Sie innerlich zu dem Ergebnis stehen, stellt sich kein Unbehagen ein. Gehen Sie davon aus, dass Sie die Alternative wählen, die zuerst gewürfelt wird. Notieren Sie bei jedem Wurf, ob Sie sich unbehaglich oder behaglich fühlen. In der Regel ist es besser, sich für die Alternative zu entscheiden, die mit dem größten Wohlgefühl einhergeht.

24. Techniken gegen die Grübelneigung

Jeder Mensch macht sich Sorgen. Damit sind Sie nicht allein. Die Liste der Sorgen ist lang. Sorgengedanken reichen vom Wetter, über Familie und Kinder, Arbeit, Finanzen bis hin zur Gesundheit und zum Älterwerden. Sorgen unterscheiden sich von anderen Gedanken dahingehend, dass sie sich auf mögliche Bedrohungssituationen in der Zukunft beziehen.

Charakteristisch ist die Verkettung von Sorgen, d. h. es wird nicht eine Sorge zu Ende gedacht, sondern eine Sorge schließt sich unmittelbar an die andere an. Man springt so von einer Sorge zur nächsten. Das „Sich-Sorgen" wird von einer gewissen Anspannung begleitet und als negativ und belastend erlebt.

Menschen unterscheiden sich jedoch in der Art und Weise, wie sie mit ihren Sorgen umgehen: Manche Menschen können gut von ihren Sorgen abschalten, doch viele kommen durch die Neigung zum Grübeln nicht davon los. Obwohl sie eigentlich zur Ruhe kommen möchten, können sie nicht mehr abschalten. Ohne es zu wollen, kreisen die belastenden Gedanken unentwegt im Kopf herum. Das sorgenvolle Grübeln hat sich verselbstständigt.

Warum manche Menschen mehr zum „Sich-Sorgenmachen" neigen als andere, begründet sich nicht in einer einzigen Ursache. Mehrere Faktoren spielen hier zusammen:

Bei Menschen, die nicht zum sorgenvollen Grübeln neigen, gewöhnt sich das Nervensystem relativ schnell an Furcht erregende Reize. Bei denjenigen, die aber dazu neigen, sich Sorgen zu machen, scheint sich das Nervensystem schlechter zu gewöhnen. Die mit den Furcht auslösenden Reizen verbundene Anspannung sinkt nicht wieder von allein, sodass die Aufmerksamkeit nicht mehr von den Furchtreizen abgezogen werden kann.

Auch Lernerfahrungen, die im Laufe des Lebens und insbesondere in der Kindheit gesammelt wurden, spielen eine wichtige Rolle bei der Tendenz zum sorgenvollen Grübeln. Wenn z. B. Eltern die Welt als bedrohlich einschätzen und ständig vor Gefahren warnen, dann ist die Wahrscheinlichkeit groß, dass die Kinder eine solche Einstellung zum Leben übernehmen. Sie entwickeln nur eine geringe Zuversicht. Auf diese Weise wachsen einerseits Ängste und andererseits fühlen sie sich entmutigt, aktiv zu handeln. Das sorgenvolle Grübeln wird zu einer gedanklichen Gewohnheit, durch die versucht wird, potenzielle Gefahren abzuwenden.

Wenn sich in einer späteren Lebensphase Belastungen anhäufen, kommt es schließlich dazu, dass sich diese Neigung noch mehr verstärkt und zunehmend als belastend empfunden wird. Negative Gedanken, die mit einer Neigung zum Grübeln gekoppelt sind, münden schließlich in allgegenwärtiger Selbstquälerei. Es gelingt nicht mehr, abzuschalten.

Etliche Probleme, die uns gewöhnlich Sorgen bereiten, zeichnen sich sogar dadurch aus, dass sie auf der gedanklichen Ebene überhaupt nicht lösbar sind, und trotzdem versuchen wir, sie durch Grübeln zu bewältigen.

Fall 5

Simone B., eine 40-jährige Rechtsanwaltsgehilfin, hatte eine neue Stelle angetreten. Nach einigen Wochen unterlief ihr ein Fehler und sie sorgte sich darüber: „Was denkt mein Chef jetzt bloß über mich?" Frau B. war der Fehler peinlich und sie fühlte sich unsicher. Sie konnte kaum noch abschalten, weil sich ständig ihre Sorge meldete. Nachts schlief sie unruhig und wachte auf.

Diese Fallbeschreibung ist ein Beispiel für ein gedanklich nicht lösbares Problem. Frau B. denkt darüber nach, was im Kopf ihres Chefs vor sich geht. Sie versucht das Problem auf falsche Weise zu lösen und damit bringt sie ihr Gehirn in einen Zustand der Verwirrung. Es soll eine Aufgabe lösen, die es gar nicht lösen kann. Es startet eine Suchfunktion, die zu keinem Ergebnis führen kann.

Wenn Sie beispielsweise Ihrer besten Freundin von einem Kinobesuch erzählen und es will Ihnen der Name des Hauptdarstellers momentan partout nicht einfallen, dann führt dieselbe Suchfunktion irgendwann später ganz spontan zu einem Ergebnis. Plötzlich bringen Ihre Hirnwindungen den Namen des Schauspielers hervor, obwohl Sie nicht mehr bewusst daran gedacht haben. Das Gehirn konnte die ihm einst gestellte Aufgabe lösen, weil es über diese Information verfügte.

Wenn Sie sich beim Grübeln ertappen, dann sollten Sie sich zunächst die Frage stellen, ob es sich bei den Gedanken, um ein Problem handelt, das gedanklich lösbar ist. Wenn dies nicht der Fall ist, dann sollten Sie solche Gedanken stoppen.

In der KVT wird die Technik des Gedankenstoppens genutzt, um Betroffenen zu helfen, die Grübelneigung unter eigene Kontrolle zu bringen.

Bei der Gedankenstopp-Technik geht es darum, wiederkehrende unangenehme bzw. negative Gedanken und Vorstellungen zu stören. Solche Gedankenkreisläufe können Sie unterbrechen, indem Sie ein Stopp-Signal setzen. Sobald Sie wahrnehmen, dass das quälende Gedankenkarussell an Fahrt aufnimmt, setzen Sie ein energisches „Stopp" dagegen und geben sich gleichzeitig einen kräftigen inneren Ruck. Sagen Sie sofort im Befehlston „Stopp" zu sich und verstärken Sie diesen Befehl durch ein kräftiges Anspannen der Hand zu einer Faust. Stellen Sie sich gleichzeitig ein Stopp-Schild vor. Anschließend konzentrieren Sie sich auf einen hilfreichen, positiven, aber realistischen Gegengedanken und entspannen dabei wieder die Faust. Der ursprüngliche negative Gedanke, z. B. eine Sorge, ist in der Regel nicht endgültig beseitigt, sondern nur für einen Moment unterbrochen. Er hat die Tendenz, wieder aufzutauchen.

Deshalb kann es sein, dass sich z. B. einige Minuten lang ein Sorgengedanke und der Einsatz der Gedankenstopp-Technik abwechseln, bis der lästige Gedanke vertrieben ist. Stoppen Sie jedes weitere „Darüber-Nachdenken" sofort und energisch und belohnen Sie Ihr Gehirn mit einem neuen positiven Gedanken.

Wenn Sie diese Technik konsequent anwenden, wird die Häufigkeit sich aufdrängender, wiederkehrender negativer Sorgengedanken rapide abnehmen, bis sie kaum noch auftauchen.

Übung 25
Die Gedankenstopp-Technik

Denken Sie jetzt an einen sorgenvollen Gedanken, über den Sie in der letzten Zeit öfters ins Grübeln geraten sind. Notieren Sie den Gedanken:

_____

_____

_____

Stellen Sie eine Eieruhr, die Sie gewöhnlich zum Kochen benutzen (oder auf Ihrem Handy haben), auf zwei Minuten ein. Schließen Sie dann die Augen und grübeln Sie einige Minuten über diesen Gedanken nach, so wie Sie es sonst auch tun. Lassen Sie Ihren Gedanken freien Lauf.

Wenn die Eieruhr klingelt, sagen Sie laut und energisch den Befehl **„Stopp!"**, ballen Sie eine Hand fest zu einer Faust und stellen Sie sich ein Stoppschild vor.

Was ist bei der Übung passiert?

Durch das Klingeln der Eieruhr und das anschließende Stoppsignal wurde Ihr Sorgengedanke sofort aus dem Bewusstsein katapultiert. Der automatische, zumeist kreisförmige Assoziationsprozess im Gehirn wurde spontan unterbrochen, sodass Sie Ihr sorgenvolles Grübeln nicht mehr fortsetzen konnten. So funktioniert die Gedankenstopp-Methode.

Wenn Sie beginnen, die Gedankenstopp-Methode im Alltag anzuwenden, werden sich die Gedanken zunächst wieder aufdrängen. Das ist ganz natürlich, weil Ihr Gehirn dies gelernt hat. Bedenken Sie, wie lange Sie schon Ihr Gehirn in ungewollter Weise negativ auf sorgenvolle Gedanken programmiert haben. Es kann demnach nicht anders sein, als dass gerade in Situationen, in denen Sie zur Ruhe kommen möchten, sich ausgerechnet Ihre Sorgen melden und sich eine Sorge nach der nächsten aufdrängt. Die Abläufe im Gehirn müssen möglichst häufig unterbrochen werden, damit es gelingt, dass Sie von den Sorgenassoziationen dauerhaft ablassen können. Das Gehirn muss in seinen automatisch ablaufenden, neuronalen Schaltkreisen so oft wie möglich gestört werden. Dazu dient der Befehl: „Stopp!"

Eine andere Vorgehensweise gegen das Grübeln ist die sog. Visualisierungstechnik. Diese Methode nutzt die Fähigkeit unseres Gehirns, sich etwas bildlich vorzustellen. Am besten schließen Sie dabei die Augen, denn mit geschlossenen Augen gelingt es leichter, innere Bilder entstehen zu lassen. Gewöhnliche Metaphern aus der Natur, in denen Ereignisse in einer beobachtbaren Rhythmik wechseln, sind besonders dazu geeignet, z. B. Wolken, die am Horizont verschwinden, oder Blätter auf einem Fluss, die mit dem Strom davon treiben, sind leicht zugängliche Naturbilder. Die störenden Gedanken werden lediglich registriert und es wird mit Hilfe der Naturbilder beobachtet, wie die spontanen Gedanken von ganz allein verschwinden.

Übung 26
Die Visualisierungs-Technik

Begeben Sie sich an einen ruhigen Ort, wo Sie für zehn Minuten ungestört sein können und setzen Sie sich bequem hin. Richten Sie Ihre Aufmerksamkeit allmählich von außen nach innen.

Atmen Sie einige Male tief ein und aus.

Lassen Sie den Atem ruhig, im eigenen Rhythmus fließen. Stellen Sie sich nun vor, Sie liegen auf einer grünen Wiese im Sommer.

Ihr Körper fühlt sich mit jedem Ausatmen angenehm schwer an. Während Sie die zunehmende Schwere Ihres Körpers spüren, betrachten Sie den blauen Sommerhimmel. Sie spüren die angenehm frische Luft und einen leichten Wind. Am Himmel entdecken Sie ein paar kleine Wolken. Es sind Ihre Gedanken, die spontan in Ihr Bewusstsein dringen. Jede kleine Wolke ist ein Gedanke. Das ist dieser Gedanke, das ist jener Gedanke. Das ist diese Wolke und das ist eine andere Wolke. Ihre Gedanken sind wie die kleinen Wolken. Sie kommen und gehen. Beobachten Sie, wie die Wolken am Himmel vorbei ziehen und langsam am Horizont verschwinden. Sie kommen und gehen. Der leichte Wind trägt sie davon.

Diese Visualisierungsübung können Sie jederzeit wiederholen, um wiederkehrende Grübelgedanken vorbeiziehen zu lassen. Weitere Techniken gegen das sorgenvolle Grübeln können Sie mit dem Hörbuch „Grübeln stoppen, Sorgen vertreiben" erlernen.

Grübeln stoppen, Sorgen vertreiben
ISBN 978-3-939306-12-2

25. Gedanken als das erkennen, was sie sind

Das Problem ist nicht nur der Inhalt des Denkens, sondern die Art und Weise, wie wir mit unseren Gedanken umgehen und welcher Logik wir folgen. Wie beurteilen wir unsere Gedanken? Halten wir sie für die absolute Wahrheit? Orientieren wir unser Handeln daran, auch wenn wir wissen, dass es nicht gut für uns ist?

Gedanken in ihrem Wesen zu erkennen, nämlich als das, was sie sind, heißt, dass wir eine Beobachterrolle einnehmen. Es bedeutet, dass wir sie mit Distanz betrachten und sie nicht mit einer absoluten Wahrheit gleichsetzen.

Unser Gehirn produziert nahezu fortwährend irgendwelche Gedanken. Wir denken an die Vergangenheit, an die Zukunft und auch an allen möglichen Unsinn. Der Gedankenstrom reißt nicht ab: „Was soll ich bloß morgen kochen." „Ich hätte doch den blauen Rock bei der Feier anziehen sollen." „Warum hat mich die Nachbarin bloß nicht gegrüßt, ich habe ihr doch nichts getan." „Hoffentlich wird das Wetter bald besser, das ist ja nicht zum Aushalten."

Nicht nur unsere Gedanken beeinflussen unsere Gefühle, sondern unsere Gefühle wirken sich auch auf unsere Gedanken aus. Es besteht eine Wechselwirkung zwischen Gedanken und Emotionen. Insbesondere, wenn unsere Gefühle stark beteiligt sind, neigen wir dazu, selbst die abwegigsten Gedanken für wahr zu halten: Wenn Sie an einen heftigen Streit mit Ihrem Partner zurückdenken, bei dem Sie sehr wütend waren, dann haben Sie ihm vielleicht Vorwürfe und Beleidigungen an den Kopf geworfen, die Ihnen später vielleicht Leid getan haben. Im Nachhinein konnten Sie es vermutlich überhaupt nicht mehr begreifen, wie Sie Derartiges sagen konnten. Die starke Gefühlsbeteiligung hat Ihre Gedanken in Konfusion versetzt. Nachdem sich die Wogen Ihrer Emotionen geglättet haben, schaltete sich der normale Funktionsmodus Ihres Gehirns wieder ein, sodass Sie den vergangenen Streit im Licht Ihrer verinnerlichten Wertmaßstäbe wahrnehmen konnten. Der Funktionsmodus Ihres Gehirns und damit auch Ihr Denken haben sich lediglich für eine gewisse Zeit verändert. Bei depressiven Episoden ist es auch nicht anders, der Funktionsmodus des Gehirns arbeitet anders als gewöhnlich.

Erkennen Sie Ihre negativen, irrationalen Gedanken als ein Symptom der Depression, das durch den veränderten neuronalen Funktionsmodus Ihres Gehirns zustande kommt. Sie wissen ja bereits, dass andere Hirnregionen mehr aktiviert sind als gewöhnlich (⟶ S. 46-53).

Erkennen Sie Ihre Gedanken als das, was sie sind. Es sind keine Wahrheiten, sondern lediglich Gedanken. Mehr nicht. Wenn sich negative Gedanken aufdrängen, dann nehmen Sie diese bewusst wahr und vergegenwärtigen Sie sich folgendes: "Ich nehme wahr, dass ich gerade einen Gedanken habe. Es ist nur ein Gedanke – mehr nicht. Ich weiß, dass Gedanken damit zu tun haben, dass während einer depressiven Episode das Gehirn vorübergehend in einem anderen Modus funktioniert."
Wehren Sie sich nicht gegen die Gedanken, sondern akzeptieren Sie sie als das, was sie sind. Es sind nur Gedanken. Sie müssen Ihre negativen Gedanken nicht für die absolute Wahrheit halten. Erkennen Sie sie als das, was sie in ihrem Wesen sind: Es sind einfach nur Gedanken, mehr nicht.
Je mehr Sie lernen, die Rolle eines außen stehenden Beobachters einzunehmen, desto eher werden Sie z. B. zu sich sagen: „Ich habe den Gedanken, dass es mir nie wieder besser gehen wird", statt: „Es wird mir nie wieder besser gehen". Oder: „Ich habe den Gedanken, dass ich alles falsch gemacht habe", statt: „Ich habe alles falsch gemacht." Üben Sie sich regelmäßig darin, eine beobachtende Rolle gegenüber Ihrer Gedankenwelt einzunehmen.

26. Lernerfolgskontrolle 4

Damit Sie feststellen können, ob Sie die wichtigsten Informationen dieses Kapitels gut verstanden haben, haben Sie nun die Gelegenheit, Ihr neues Wissen zu überprüfen.

Übung 27A
Wissenstest:
Das Kognitive Training

Die folgenden Sätze enthalten richtige und falsche Aussagen. Entscheiden Sie bei jeder Aussage, ob sie zutreffend ist oder nicht.

1. Depressive Menschen kennen die Resultate ihres Denkens, aber nicht die logischen Irrtümer, die dahinter stecken.
   ○ richtig   ○ falsch

2. Automatische Gedanken kann man nicht mehr ändern.
   ○ richtig   ○ falsch

3. Menschen bewerten Ereignisse, die geschehen, und ziehen daraus Schlussfolgerungen.
   ○ richtig   ○ falsch

4. Selbstvorwürfe helfen besonders gut, um Vorhaben in der Zukunft besser umzusetzen.
   ○ richtig   ○ falsch

5. Selbstabwertungen tragen nicht dazu bei, ein besserer Mensch zu werden.
   ○ richtig   ○ falsch

6. Pessimistische Menschen haben bei Misserfolgsereignissen eine höhere Wahrscheinlichkeit, depressiv zu werden als Menschen mit einer optimistischen Grundeinstellung.
   ○ richtig   ○ falsch

7. Angemessene Gedanken, Einstellungen und Bewertungen sind realistisch, aber nicht hilfreich.
   ○ richtig   ○ falsch

8. Das ABC-Modell und die 3-Schritte-Methode eignen sich, um Einfluss auf die eigene Gefühlswelt zu nehmen.
   ○ richtig   ○ falsch

9. Schlechte Gefühle sind die Folgen unangemessener Bewertungen von Ereignissen.
   ○ richtig   ○ falsch

10. Eigene Bewertungen von Ereignissen sind feststehende Tatsachen.
   ○ richtig   ○ falsch

11. Um eine Depression zu überwinden, ist es nützlich, die Schuld bei sich zu suchen.
   ○ richtig   ○ falsch

12. Negative Bewertungen kann man entlarven, indem man sie hinterfragt.
   ○ richtig   ○ falsch

Die Lösungen zur Lernerfolgskontrolle finden Sie auf Seite 195.

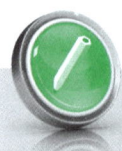

Übung 27B
Liste der Selbsthilfeübungen

Bitte beurteilen Sie die Selbsthilfestrategien mit den Smiley-Symbolen (☺ ☺ ☹), inwieweit sie Ihnen geholfen haben.

17. Automatische Gedanken entdecken   ☺ ☺ ☹
    (➡ S. 138)

18. Ereignisse anhand der Statistik relativieren
    (➡ S. 142)   ☺ ☺ ☹

19. Persönliche Ereignisskala (➡ S. 145-146)   ☺ ☺ ☹

20. Denksport gegen die „Ja..., aber...-Falle"   ☺ ☺ ☹
    (➡ S. 153)

21. Das ABC-Modell der Gefühle (➡ S. 157)   ☺ ☺ ☹

22. Die 3-Schritte-Methode (➡ S. 164-165)   ☺ ☺ ☹

23. Schuldgefühle vor ein inneres Gericht   ☺ ☺ ☹
    stellen (➡ S. 168-169)

24. Rationale Entscheidungen treffen   ☺ ☺ ☹
    (➡ S. 173-175)

25. Die Gedankenstopp-Technik (➡ S. 181)   ☺ ☺ ☹

26. Die Visualisierungs-Technik (➡ S. 183)   ☺ ☺ ☹

27. Lernerfolgskontrolle 4 (➡ S. 186-189)   ☺ ☺ ☹

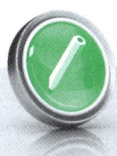

Übung 27C
Persönliche Auswertung

Welche Erkenntnisse bzw. Informationen empfanden Sie als wichtig, wertvoll und hilfreich?

_____

_____

_____

_____

_____

Welche Erfahrungen, die Sie bei der Durchführung der Übungen gesammelt haben, empfanden Sie als wichtig, wertvoll und hilfreich?

_____

_____

_____

_____

_____

Worauf möchten Sie in Zukunft mehr achten, damit sich Ihre depressiven Beschwerden bessern?

_____

_____

_____

_____

Teil 5:
Resümee und Ausblick

„Man kann nicht zweimal in denselben Fluss steigen."
Heraklit (griech. Philosoph, 535-475 vor Christi)

Diese Weisheit besagt, dass Sie sich bereits verändert haben, indem Sie sich neues Wissen und eine Menge Handwerkszeug angeeignet haben. Ich gratuliere Ihnen zu den vielen kleinen Schritten, die Sie bereits gemeistert haben, und zu dem neu gewonnenen Erfahrungsschatz.

Nun ist es an der Zeit, Resümee zu ziehen: Lassen Sie uns zunächst einen Blick zurückwerfen und betrachten, inwieweit Sie die neuen Informationen verinnerlicht haben (27.), was Sie mit den Übungen dieses Selbsthilfetrainings erreicht haben (28.) und inwieweit sich Ihre Beschwerden gebessert haben (29). Zuletzt werden wir den Blick in die Zukunft richten, um herauszufinden, wie Sie das Gelernte in der nächsten Zeit weiter umsetzen und vertiefen können (30.).

Damit Sie selbst Ihren gegenwärtigen Fortschritt durch das neue Wissen und die neu erworbenen Fähigkeiten einschätzen können, werden wir Ihre Aufzeichnungen zur Lernerfolgskontrolle von Teil 1 bis 4 auswerten.

27. Inwieweit haben Sie das neue Wissen verinnerlicht?

Fundiertes Wissen ist eine Bereicherung, da es uns die Möglichkeit gibt, eigene Vorurteile abzubauen, Situationen realistisch zu beurteilen und dementsprechend zu handeln.

Menschen, die von Krankheiten betroffen sind, – seien sie körperlicher oder psychischer Art – können durch fundierte Informationen Einfluss auf ihren Gesundheitszustand nehmen. Wenn ein Mensch z. B. unter der Blutzuckerkrankheit leidet und nicht weiß, dass er bestimmte Speisen vermeiden sollte, so wird seine Erkrankung fortschreiten. Wenn er jedoch gut informiert ist, hat er die Chance, den Verlauf seiner Erkrankung positiv zu beeinflussen.

Mit dem bereits erworbenen Wissen über Ihre Erkrankung können Sie beurteilen, wie Ihre depressive Episode entstanden ist, wodurch sie aufrecht erhalten wurde und welche Selbsthilfemaßnahmen Sie ergreifen können, um Ihre Beschwerden positiv zu beeinflussen.

Damit Ihnen dies gut gelingt, ist es von großem Nutzen, dass Sie nun überprüfen, inwieweit Sie die neu erlernten Informationen über die Grundlagen der Erkrankung (Teil 1), das Vorbereitungstraining (Teil 2), das Aktivitäts- und Belohnungstraining (Teil 3) und das Kognitive Training (Teil 4) gut verinnerlicht haben. Überprüfen Sie Ihr neu erlerntes theoretisches Wissen, indem Sie Ihre Ergebnisse in den Wissenstests der Lernerfolgskontrolle hinsichtlich ihrer Richtigkeit einschätzen.

Teil 1: Das Grundlagenwissen

Überprüfen Sie, ob Sie die Aussagen auf Seite 54 bis 55 zutreffend beantwortet haben. Geben Sie sich für jede richtige Lösung einen Punkt.

1. **richtig**
2. **falsch**, richtig ist: Wenn jemand traurig ist, dann leidet er <u>nicht zwingend</u> unter einer Depression, denn Trauer ist in bestimmten Situationen eine normale und angemessene Reaktion, z. B. wenn eine geliebte Person gestorben ist.
3. **richtig**
4. **richtig**
5. **richtig**
6. **richtig**
7. **falsch**, richtig ist: Menschen mit Depressionen leben oft in einer Umwelt, in der <u>zu wenig</u> positive Verstärker vorhanden sind.
8. **richtig**
9. **richtig**
10. **richtig**
11. **richtig**
12. **falsch**, richtig ist: Bei Menschen mit Depression ist die Amygdala (Angstzentrale des Gehirns) <u>besonders leicht</u> aktivierbar.

Gesamtpunktzahl: ☐

Falls Sie weniger als acht Aussagen zutreffend beantwortet haben, sollten Sie Teil 1 noch einmal vollständig durchlesen.

Teil 2: Das Vorbereitungstraining

Überprüfen Sie, ob Sie die Aussagen auf Seite 82 bis 83 zutreffend beantwortet haben. Geben Sie sich für jede richtige Lösung einen Punkt.

1. **falsch**, richtig ist: Bei Lernprozessen ist es besonders zielführend, <u>sich einen Experten oder ein Vorbild zu wählen, das die gewünschte Fähigkeit bereits gut beherrscht.</u>
2. **richtig**
3. **richtig**
4. **richtig**
5. **falsch**, richtig ist: Wenn man das Stimmungsbarometer <u>mehrmals am Tag</u> anwendet, kann man Unterschiede in der Stimmung entdecken.
6. **richtig**
7. **falsch**, richtig ist: Hohe Zielsetzungen sind besonders dazu geeignet, <u>sich in einer depressiven Phase zu überfordern.</u>
8. **richtig**
9. **falsch**, richtig ist: Eigene Ziele und Wünsche sollten so definiert sein, dass sie <u>unter unserer eigenen Kontrolle stehen.</u>
10. **falsch**, richtig ist: Das Ziel „Ich möchte mich nicht mehr zurückziehen" ist negativ formuliert, <u>da nicht ausgeführt ist, was die Person stattdessen erreichen möchte.</u>
11. **richtig**
12. **richtig**

Gesamtpunktzahl:

Falls Sie weniger als acht Aussagen zutreffend beantwortet haben, sollten Sie Teil 2 noch einmal vollständig durchlesen.

Teil 3: Das Aktivitäts- und Belohnungstraining

Überprüfen Sie, ob Sie die Aussagen auf Seite 126 bis 127 zutreffend beantwortet haben. Geben Sie sich für jede richtige Lösung einen Punkt.

1. **richtig**
2. **falsch**, richtig ist: Depressive Menschen neigen dazu, sich <u>zu wenig</u> um positive Aktivitäten zu kümmern.
3. **falsch**, richtig ist: Depressive Menschen schenken den <u>kurzfristigen</u> Auswirkungen ihrer Aktivitäten mehr Aufmerksamkeit als den langfristigen.
4. **richtig**
5. **richtig**
6. **richtig**
7. **richtig**
8. **falsch**, richtig ist: Depressive Menschen neigen dazu, Erfolge auf <u>äußere</u> Faktoren zurückzuführen.
9. **falsch**, richtig ist: Eigene Ziele und Wünsche sollten so definiert sein, dass sie <u>unter unserer eigenen Kontrolle stehen.</u>
10. **falsch**, richtig ist: Belohnungen sollten <u>bereits nach Erreichen eines Teilziels (Schritt in die richtige Richtung)</u> gegeben werden.
11. **richtig**
12. **richtig**

Gesamtpunktzahl:

Falls Sie weniger als acht Aussagen zutreffend beantwortet haben, sollten Sie Teil 3 noch einmal vollständig durchlesen.

Teil 4: Das Kognitive Training

Überprüfen Sie, ob Sie die Aussagen auf Seite 186 bis 187 zutreffend beantwortet haben. Geben Sie sich für jede richtige Lösung einen Punkt.

1. **richtig**
2. **falsch**, richtig ist: Automatische Gedanken kann man <u>durch die Kognitive Therapie</u> ändern.
3. **richtig**
4. **falsch**, richtig ist: Selbstvorwürfe helfen <u>überhaupt nicht</u>, um Vorhaben in der Zukunft besser umzusetzen.
5. **richtig**
6. **richtig**
7. **falsch**, richtig ist: Angemessene Gedanken, Einstellungen und Bewertungen sind <u>realistisch und hilfreich zugleich.</u>
8. **richtig**
9. **richtig**
10. **falsch**, richtig ist: Eigene Bewertungen von Ereignissen sind <u>keine</u> feststehenden Tatsachen.
11. **falsch**, richtig ist: Um eine Depression zu überwinden, ist es <u>nicht</u> nützlich, die Schuld bei sich zu suchen.
12. **richtig**

Gesamtpunktzahl:

Falls Sie weniger als acht Aussagen zutreffend beantwortet haben, sollten Sie Teil 4 noch einmal vollständig durchlesen.

Vielleicht ist es notwendig, dass Sie den einen oder anderen Teil dieses Selbsthilferatgebers noch einmal durcharbeiten, um sich das notwendige Wissen anzueignen. Betrachten Sie die Wiederholung nicht als persönliches Versagen, denn während der depressiven Episode sind Konzentrations- und Gedächtnisstörungen nicht ungewöhnlich, sondern Symptome der Erkrankung. Gewähren Sie sich die Zeit, die Sie persönlich brauchen, um die neuen Informationen gut zu verinnerlichen.

28. Was haben Sie durch das praktische Training erreicht?

Sie haben etwas erreicht, was nicht selbstverständlich ist. Nicht selten verlassen sich Menschen allein auf ihr Wissen und vernachlässigen dabei, wie wichtig Erfahrungen im Leben sind, um die Aufgaben und Hürden, die das Leben an uns stellt, zu meistern.

In der Schulzeit eignen wir uns jede Menge Wissen an. Wir lernen Rechnen, Schreiben, Geschichte, Naturwissenschaften, Fremdsprachen und vieles mehr. Wissen ist Macht! Das gilt mehr denn je. Doch was nutzt es uns, viel zu wissen, wenn wir es nicht zur Bewältigung und zum Wohl unseres Lebens anwenden?

Ich kenne einen enorm gebildeten Kollegen, der über viele Wissensgebiete Bescheid weiß. Gespräche mit ihm empfinde ich als ausgesprochen bereichernd. Wenn es allerdings um die lebenspraktischen Dinge geht, die unseren Alltag ausmachen, stelle ich fest, dass er kaum etwas von seinem Wissensschatz umsetzen kann. Er erklärt einem anschaulich, dass es sich bei einem Kühlschrank um eine Wärmetransportmaschine handelt, doch trotzdem verderben viele Nahrungsmittel bei ihm. Nach dem Einkauf versäumt er es mitunter, die Nahrungsmittel im Kühlschrank unterzubringen und lässt sie unachtsam auf der Küchentheke liegen. Außerdem schätzt er seinen eigenen Bedarf, wie viel er von den Speisen in der nächsten Zeit essen wird, nicht richtig ein. Jede Hausfrau ist ihm vermutlich in dieser Sache überlegen. Er könnte aus dem Stand einen Vortrag über Wirtschaft und sinnvolle Investitionen halten und trotzdem versenkte er viel Geld in windigen Geschäftsmodellen. Wissen allein nutzt eben nicht sehr viel, wenn wir nicht lernen, unser Wissen sinnvoll einzusetzen. Was nutzt es, wenn Sie theoretisch wissen, wie man Auto fährt, wenn Sie sich niemals hinter das

Steuer setzen? Was nutzt es Ihnen, wenn Sie theoretisch wissen, wie man durch Schwimmen nicht untergeht, wenn Sie jedoch niemals in ein Gewässer steigen? Sie können nicht schwimmen lernen, ohne nass zu werden.

Die meisten Fähigkeiten beruhen eben nicht auf der alleinigen Aneignung von Wissen, sondern auf Erfahrungen, die wir machen. Aus diesem Grund war das Selbsthilfetraining mit konkreten Übungen so enorm wichtig, damit Sie Ihr Stimmungstief überwinden und die Lebensfreude wieder in Ihnen anklingen kann. Sie haben Neues ausprobiert und eigene Erfahrungen gesammelt.

Machen Sie sich bewusst, dass Sie bereits eine Menge geleistet haben, auch wenn Sie noch nicht am Ende Ihrer Reise angekommen sind. Betrachten Sie respektvoll alle Bemühungen, die Sie unternommen haben und gönnen Sie sich selbst dafür eine große Belohnung. Sie haben es sich verdient.

Es ist durchaus nicht selbstverständlich, dass diejenigen, deren Lebensfreude durch eine Depression beeinträchtigt ist, sich auf den Weg machen, wieder Licht in ihr Leben zu bringen. Nicht wenige Betroffene verharren in ihrer Passivität und warten ab, dass sich die Zuversicht von allein wieder einstellt. Wer jedoch neue Erfahrungen gesammelt hat, hat sich bereits verändert.

Um den Erfolg der Selbsthilfestrategien zu beurteilen, ist es nützlich, die einzelnen Übungen, die Sie umgesetzt haben, noch einmal genauer zu betrachten und zu beurteilen, welche Übungen Ihnen am meisten geholfen haben. Gehen Sie dazu nacheinander die ausgefüllten Listen der Selbsthilfeübungen zur Lernerfolgskontrolle durch.

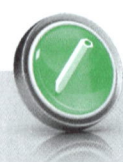

Übung 28
Auswertung der Selbsthilfeübungen
(Teil 1 bis 4)

Bewerten Sie für jeden Teil (Teil 1-4), inwieweit Ihnen die praktischen Übungen geholfen haben. Nutzen Sie dazu die Listen der Selbsthilfeübungen. Vergeben Sie für jedes der Symbole folgende Punktzahlen: 0 = ☹, 1 = 😐, 2 = ☺.

Teil 1: Das Grundlagenwissen (➡ S. 56)
Die maximale Punktzahl beträgt 6, denn addiert man die Zahl 2 der 3 Aufgaben, ergibt sich als Ergebnis die Punktzahl 6.

Tragen Sie die Gesamtpunktzahl hier ein:

Ein Wert zwischen 0 und 3 bedeutet, dass Sie von diesen Übungen bisher nicht genügend profitieren konnten.
Ein Wert zwischen 4 und 6 bedeutet, dass Sie von diesen Übungen profitieren konnten.

Teil 2: Das Vorbereitungstraining (➡ S. 84)
Die maximale Punktzahl beträgt 10, denn addiert man die Zahl 2 der 5 Aufgaben, ergibt sich als Ergebnis die Punktzahl 10.

Tragen Sie die Gesamtpunktzahl hier ein:

Ein Wert zwischen 0 und 5 bedeutet, dass Sie von diesen Übungen bisher nicht genügend profitieren konnten.
Ein Wert zwischen 6 und 10 bedeutet, dass Sie von diesen Übungen profitieren konnten.

Teil 3: Das Aktivitäts- und Belohnungstraining (⇒ S. 128)
Die maximale Punktzahl beträgt 16, denn addiert man die
Zahl 2 der 8 Aufgaben, ergibt sich als Ergebnis die Punkt-
zahl 16.

Tragen Sie die Gesamtpunktzahl hier ein:

Ein Wert zwischen 0 und 8 bedeutet, dass Sie von diesen
Übungen bisher nicht genügend profitieren konnten.
Ein Wert zwischen 9 und 16 bedeutet, dass Sie von diesen
Übungen profitieren konnten.

Teil 4: Das Kognitive Training (⇒ S. 188)
Die maximale Punktzahl beträgt 22, denn addiert man die
Zahl 2 der 11 Aufgaben, ergibt sich als Ergebnis die Punkt-
zahl 22.

Tragen Sie die Gesamtpunktzahl hier ein:

Ein Wert zwischen 0 und 11 bedeutet, dass Sie von diesen
Übungen bisher nicht genügend profitieren konnten.
Ein Wert zwischen 12 und 22 bedeutet, dass Sie von diesen
Übungen profitieren konnten.

29. Inwieweit haben sich Ihre Beschwerden gebessert?

Um zu beurteilen, inwieweit Sie durch diesen Selbsthilfe-ratgeber profitieren konnten, sind das verinnerlichte neue Wissen und der Erfolg bei den praktischen Übungen wichtig.

Ein weiteres Kriterium für den Erfolg ist die Beantwortung der Frage, inwieweit sich auch Ihre Beschwerden gebessert haben. Sie hatten in Teil 1 bereits den Depressions-Kurzcheck (⮕ S. 26-27) durchgeführt, um einzuschätzen wie schwer Ihre Depression zu Beginn war. Es geht nun darum, das Ausmaß der Beschwerden vor und nach dem Selbsthilfetraining miteinander zu vergleichen. Deshalb möchte ich Sie bitten, den Depressions-Kurzcheck jetzt erneut auszufüllen.

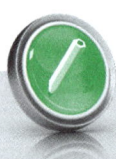

Übung 29
Depressions-Kurzcheck

Lesen Sie die nachfolgenden Aussagen und überlegen Sie, in-wieweit diese in den letzten zwei Wochen auf Sie zugetroffen haben. Benutzen Sie dazu eine Skala von 0 bis 3.
Wenn die jeweilige Aussage
<u>gar nicht</u> auf Sie zutrifft, dann vergeben Sie dafür   0 Punkte
wenn sie <u>teilweise</u> zutrifft   1 Punkt
wenn sie <u>überwiegend</u> zutrifft   2 Punkte
und wenn sie <u>völlig</u> zutrifft, dann vergeben Sie   3 Punkte

Kreuzen Sie jeweils an:
1. Alles erscheint mir sehr sinnlos. | 0 | 1 | 2 | 3 |
2. Ich kann nicht mehr richtig schlafen. | 0 | 1 | 2 | 3 |

3. Ich bin äußerst unkonzentriert oder
kann mir nur wenig merken. | 0 | 1 | 2 | 3 |

4. Ich fühle mich sehr unglücklich
und deprimiert. | 0 | 1 | 2 | 3 |

5. Ich fühle mich minderwertig. | 0 | 1 | 2 | 3 |

6. Ich leide unter sehr starken
Schuldgefühlen. | 0 | 1 | 2 | 3 |

7. Ich habe keine Hoffnung, dass
sich mein Zustand je bessern wird. | 0 | 1 | 2 | 3 |

8. Ich grüble sehr viel bzw. es gelingt
mir kaum, mich von belastenden
Gedanken zu befreien. | 0 | 1 | 2 | 3 |

9. Es kostet mich große Überwindung,
alltägliche Dinge zu tun. | 0 | 1 | 2 | 3 |

10. Es fällt mir sehr schwer, alltägliche
Entscheidungen zu treffen. | 0 | 1 | 2 | 3 |

11. Ich denke daran,
mir das Leben zu nehmen. | 0 | 1 | 2 | 3 |

12. Selbst an Dingen, die mir früher
Spaß gemacht haben, habe ich
das Interesse verloren. | 0 | 1 | 2 | 3 |

13. Ich ziehe mich von anderen
Menschen zurück. | 0 | 1 | 2 | 3 |

14. Morgens fühle ich mich
meistens erschöpft. | 0 | 1 | 2 | 3 |

15. Ich bin von einer inneren Unruhe
getrieben oder andere körperliche
Beschwerden plagen mich, für die es
keinen medizinischen Befund gibt
(z. B. Sehstörungen, Schwindel,
Druckgefühl im Hals oder in der Brust,
Verdauungsstörungen, Schmerzen). | 0 | 1 | 2 | 3 |

16. Ich habe kaum Appetit oder mehrere
Kilo an Körpergewicht verloren,
ohne abnehmen zu wollen. $\boxed{0}\boxed{1}\boxed{2}\boxed{3}$

Wenn Sie alle Aussagen angekreuzt haben, dann zählen Sie die
Punkte am Ende zusammen, sodass sich eine Gesamtpunktzahl
ergibt. Tragen Sie die Gesamtpunktzahl hier ein: $\boxed{}$

Gesamtpunktzahl:	Schweregrad der Depression:
0-12 Punkte	keine Depression bzw. normale Stimmungsbeeinträchtigung
13-24 Punkte	leichte Depression
25-36 Punkte	mittelgradige Depression
37-48 Punkte	schwere Depression

Vergleichen Sie Ihren Gesamtwert mit der Tabelle und tragen
Sie den ermittelten Schweregrad hier ein:

$\boxed{}$

Nun haben Sie die Gelegenheit, Ihre Ergebnisse im Depressions-Kurzcheck vor und nach dem Selbsthilfetraining miteinander zu vergleichen.

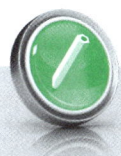

Übung 30
Die Erfolgskontrolle:
Veränderung der Beschwerden

Bewerten Sie nun, inwieweit sich Ihre depressiven Beschwerden durch das Selbsthilfevorgehen verändert haben.

Tragen Sie hier Ihre Gesamtpunktzahl im Depressions-Kurzcheck auf Seite 26 bis 27 ein:

Tragen Sie hier Ihre Gesamtpunktzahl im Depressions-Kurzcheck auf Seite 200 bis 202 ein:

−

Berechnen Sie nun die Differenz der beiden Werte und tragen Sie das Ergebnis hier ein:

=

Wenn die Differenz eine positive Zahl ergeben hat, dann haben sich Ihre Beschwerden gebessert. Je höher diese Zahl ist, desto deutlicher werden Sie die Besserung spüren. Sie können also davon ausgehen, dass Ihnen die neuen Informationen und Übungen dabei geholfen haben, dass Sie sich besser fühlen.

Falls die Differenz eine negative Zahl ergeben hat, so haben sich Ihre Beschwerden vermutlich nicht gebessert. Dieses Ergebnis sollten Sie zum Anlass nehmen, sich in professionelle Behandlung bei einem Facharzt für Psychiatrie oder bei einem Psychotherapeuten zu begeben. Eine Verschlechterung sollten

Sie ernst nehmen und als Zeichen werten, dass Sie zusätzliche Unterstützung benötigen, damit sich Ihre Beschwerden bessern. Es gibt vielfältige Behandlungsstrategien, die sich bei depressiven Störungen als wirkungsvoll erwiesen haben. Dazu gehören verschiedene Psychotherapieansätze, medikamentöse Behandlungen mit Antidepressiva, die sowohl ambulant als auch stationär in einem Krankenhaus unternommen werden können. Die Krankenkassen übernehmen die Kosten für diese Behandlungen. Scheuen Sie sich nicht, die notwendigen Therapien in Anspruch zu nehmen, damit es Ihnen bald wieder besser geht.

30. Ausblick:
Wie möchten Sie das Gelernte in Zukunft umsetzen?

Nicht mehr in denselben Fluss einsteigen zu können, bedeutet für Ihre neuronalen Strukturen, dass sie sich durch das Training bereits verändert haben. Dies entspricht dem Hebb'schen Gesetz der neuronalen Plastizität. Aus den neu angelegten Pfaden werden sich durch weiteres Üben Wege, Straßen und schließlich Autobahnen entwickeln. Lassen Sie nicht nach, Ihr neu angelegtes Repertoire weiter auszubauen.

Langfristiges Ziel dieses Selbsthilfetrainings ist es, Sie in die Lage zu versetzen, die Prinzipien von jetzt an selbstständig anzuwenden. Es wird noch notwendig sein, dass Sie weiterhin daran arbeiten, die Depression durch eigenes Zutun zu lindern. Eine sorgfältige Planung ist notwendig, um die Erfolge aufrechtzuerhalten und noch weiter auszubauen. Nehmen wir als Beispiel die zahllosen Frauen, die an Übergewicht leiden und eine Diät machen. Viele nehmen während der Diät ab, doch nachher verfallen sie wieder in ihre alten Essgewohnheiten und bewegen sich zu wenig. Sie achten nach der Diätphase zu wenig darauf, neue Ess- und Bewegungsgewohnheiten beizubehalten, sodass sie nach einer gewissen Zeit in ihre alten Gewohnheiten zurückfallen und bald wieder an Gewicht zulegen.

Um die neuen Prinzipien in den Alltag zu integrieren, hilft es, die nächste Zeit genau vorzubereiten. Planen Sie Ihre nächsten Ziele und Etappenziele.

Gehen Sie Ihre Aufzeichnungen zur Lernerfolgskontrolle noch einmal nacheinander durch, um herauszufinden, welche Erkenntnisse und Erfahrungen für Sie persönlich wichtig waren und welche Sie sich besonders einprägen möchten. Auf dieser Grundlage wird es Ihnen gelingen, zu erkennen, was Sie in der nahen Zukunft umsetzen möchten.

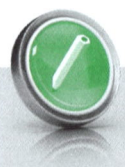

**Übung 31
Meine wichtigsten Erkenntnisse und
meine Zukunftsplanung**

Teil 1: Das Grundlagenwissen

Welches ist Ihre wichtigste Erkenntnis, die Sie aus der Lektüre
des Grundlagenwissens gewonnen haben?

_____

_____

_____

_____

Was möchten Sie durch diese Erkenntnis zukünftig verändern?
Benennen Sie ein konkretes Ziel:

_____

_____

_____

_____

Wie werden Sie sicher stellen, dass Sie dieses Ziel im Alltag
umsetzen?

_____

_____

_____

_____

Teil 2: Das Vorbereitungstraining

Welches ist Ihre wichtigste Erkenntnis, die Sie aus der Lektüre des Vorbereitungstrainings gewonnen haben?

_____

_____

_____

_____

_____

Was möchten Sie durch diese Erkenntnis zukünftig verändern? Benennen Sie ein konkretes Ziel:

_____

_____

_____

_____

_____

Wie werden Sie sicher stellen, dass Sie dieses Ziel im Alltag umsetzen?

_____

_____

_____

_____

_____

Teil 3: Das Aktivitäts- und Belohnungstraining

Welches ist Ihre wichtigste Erkenntnis, die Sie aus der Lektüre
des Aktivitäts- und Belohnungstraining gewonnen haben?

_____

_____

_____

_____

_____

Was möchten Sie durch diese Erkenntnis zukünftig verändern?
Benennen Sie ein konkretes Ziel:

_____

_____

_____

_____

_____

Wie werden Sie sicher stellen, dass Sie dieses Ziel im Alltag
umsetzen?

_____

_____

_____

_____

_____

Teil 4: Das Kognitive Training

Welches ist Ihre wichtigste Erkenntnis, die Sie aus der Lektüre des Kognitiven Trainings gewonnen haben?

_____

_____

_____

_____

_____

Was möchten Sie durch diese Erkenntnis zukünftig verändern? Benennen Sie ein konkretes Ziel:

_____

_____

_____

_____

_____

Wie werden Sie sicher stellen, dass Sie dieses Ziel im Alltag umsetzen?

_____

_____

_____

_____

_____

Versuchen Sie nicht, alle vier Ziele auf einmal zu erreichen, sondern eines nach dem anderen. Überlegen Sie, mit welchem Ziel Sie beginnen möchten und teilen Sie es in kleine Etappen auf. Es ist gut, wenn Sie jeden Tag ein bisschen daran arbeiten, statt sich zu viel auf einmal vorzunehmen. Denken Sie an das Prinzip der kleinen Schritte und machen Sie sich einen realistischen und nicht zu ehrgeizigen Zeitplan.

Teil 6:
Was können Angehörige und Freunde tun?

Partner, Eltern, Freunde und Kollegen wissen oft nicht, wie sie mit jemanden umgehen sollen, der von einer depressiven Phase betroffen ist. Oft fühlen sie sich im Umgang mit dem Erkrankten hilflos. Niedergeschlagenheit, Energielosigkeit und Verzweiflung färben auf die eigene Stimmung ab.
Das Zusammenleben ist dadurch zusätzlich erheblich belastet. Unternehmungen und Gespräche, die man früher gerne miteinander geteilt hat, finden nur noch selten statt. Insbesondere, wenn es dem Betroffenen sehr schlecht geht und Suizidgedanken im Raum stehen, haben Angehörige oft Sorge, den anderen allein zu lassen. Mitunter stellen die nahen Bezugspersonen eigene Aktivitäten zurück, um sich um den Erkrankten zu kümmern. In der Partnerschaft kommen nicht nur gemeinsame Unternehmungen, sondern auch die Zärtlichkeit und die Sexualität zum Erliegen, was zu Frustration führt.

Lassen Sie uns zunächst betrachten, was sich in der Beziehung durch die Depression verändert hat (31.) und welche Fehler häufig im Umgang mit dem Erkrankten auftreten (32.). Es ist wichtig, dass Sie darauf achten, dass Sie sich selbst Entlastung verschaffen, um die Herausforderung, die diese Erkrankung an die Beziehung stellt, gemeinsam zu meistern (33.). Anschließend beschäftigen wir uns damit, wie Sie den Betroffenen in einer Weise unterstützen können, dass die Episode zum Abklingen kommen kann, und wie Sie auf mögliche Suizidäußerungen reagieren können (34.). Zuletzt werde ich darauf eingehen, wie Sie dabei mithelfen können, dass ein Abbruch einer begonnenen Therapie verhindert werden kann (35.).

31. Was hat sich in Ihrer Beziehung geändert?

Aus meiner Erfahrung als Psychotherapeutin weiß ich, welche Belastung es für Angehörige ist, mit einem Menschen zusammen zu leben, der von einer akuten depressiven Phase betroffen ist. Es ist für Menschen, die niemals von einem echten depressiven Stimmungstief betroffen waren, nicht leicht, ein angemessenes Verständnis für die Erkrankung aufzubringen. Besonders schwer fällt es, sich auf die Veränderungen in der Beziehung angemessen einzustellen, da das bisherige Miteinander sich durch die Erkrankung grundlegend verändert hat. So braucht jemand, der zuvor selbstbewusst mitten im Leben stand, plötzlich Unterstützung bei alltäglichen Entscheidungen.

Vielleicht war der Betroffene früher recht aktiv und gesellig, doch nun mag er nicht mehr an gesellschaftlichen Aktivitäten teilnehmen und zieht sich zurück. Wenn Sie mit einem Betroffenen in einer Partnerschaft zusammenleben, hat er vielleicht früher Ihre Erwartungen erfüllt und ist auf all Ihre Ansprüche eingegangen, doch nun „funktioniert" der Erkrankte nicht mehr so, wie Sie es von ihm kannten.

Fall 6

Marianne O., eine 58-jährige, verheiratete Hausfrau, war stets für andere da. Sie hatte die zwei Kinder groß gezogen, dann ihre Eltern und den Schwiegervater gepflegt. Ihr Haushalt war perfekt organisiert. Ihr Ehemann, der einen kleinen Handwerksbetrieb aufgebaut hatte, war es gewohnt, dass sie abends noch die Buchhaltung machte. Alljährlich organisierte sie die Weihnachtsfeier und den Betriebsausflug. Das schien alles kein Problem zu sein, bis Frau O. eines Tages nicht mehr funktionierte. In der Verhaltenstherapie stellte sich heraus, dass Frau O. gelernt hatte, stets die Ansprüche ihrer Familienmitglieder zu erfüllen. Sie hatte allerdings nie gelernt, ihre eigenen Bedürfnisse wahrzunehmen, geschweige denn diese zu äußern oder gar umzusetzen. Ihre Triebkraft speiste sich einzig und allein daraus, immer für ihre Familie da zu sein und die eigenen Bedürfnisse zurückzustellen. Sie hatte kein einziges Hobby und keine Freundinnen, mit denen sie sich nur zum Vergnügen traf. Sie ging zwar einmal im Jahr wandern, aber dies nur, weil ihr Ehemann „wegen der vielen Arbeit Ausgleich brauche."

Frau O. hatte gelernt, die Ansprüche nahe stehender Menschen zu erfüllen. Dabei hatte sie sich selbst vollkommen vergessen. Als sie schließlich depressiv wurde, erkannte ihr Ehemann seine tüchtige Frau nicht mehr wieder: Frau O. verbrachte den Tag im Bett, ohne sich um den Einkauf oder den Haushalt zu kümmern. Sie klagte über die verschiedensten körperlichen Beschwerden, doch der Arzt fand nichts. Es ist nicht verwunderlich, dass Herr O. sich keinen Reim auf das Verhalten seiner Frau machen konnte. In einem gemeinsamen Paargespräch äußerte er in seine Hilflosigkeit: „Marianne muss sich nur zusammenreißen, dann wird alles wieder besser."

Sie erkennen an diesem Fallbeispiel, vor welche Herausforderungen eine Partnerschaft gestellt ist, wenn eine nahe stehende Person von einer Depression betroffen ist. Vieles, was über Jahre selbstverständlich war, ist plötzlich – scheinbar ohne Grund – über den Haufen geworfen. Was kann Herr O. tun? Wie könnte er seiner Ehefrau helfen? Wie gelingt es ihm, auf das ungewöhnliche Verhalten seiner Ehefrau angemessen zu reagieren? Und was könnte er dabei falsch machen?

Manche Angehörige oder auch Freunde und Kollegen, die eher sehr robuste und pragmatische Menschen sind, erkennen den Ernst der Erkrankung nicht und bagatellisieren das Leid. Depression gilt nicht als echte Erkrankung, sondern fälschlicherweise als persönliches Versagen. Andere schlüpfen in die Therapeutenrolle und strengen sich übermäßig an, um dem Betroffenen in seinem Leid zu helfen. Diese Menschen erkennen das schwere Leid, doch sie laufen Gefahr, selbst auszubrennen. Sie handeln aus einer Position der Stärke und vergessen dabei, dass ihr Engagement zum Scheitern verurteilt ist. Wieder andere fühlen sich derart intensiv in den Betroffenen ein, dass sie selbst gefährdet sind, auch depressiv zu werden. Es hängt also von der eigenen Persönlichkeit ab, wie jemand auf eine nahe stehende Person, die von einer Depression betroffen ist, reagiert. Es ist nicht ungewöhnlich, dass die Veränderungen in der Beziehung falsch interpretiert werden, da man selbst keine Erfahrung mit dem Leiden einer Depression hat, sondern selbst nur das allseits verbreitete Stimmungstief kennt.

Es handelt sich bei einer Depression eben nicht um das allseits bekannte Stimmungstief – wie die meisten Menschen es immer mal wieder erleben – das mit ein bisschen gutem Willen sehr wohl überwunden werden kann. Demgegenüber ist eine Depression mit erheblichen Leiden verbunden. Das gesamte Erleben und Verhalten ändert sich in vielfältiger Weise und die niedergeschlagene Stimmungslage verdüstert das gesamte Seelenleben. Der Betroffene fühlt sich in seinen Grundmauern zutiefst erschüttert, da er selbst keinen Ausweg findet. Die dunklen Wolken verdüstern sein Erleben und Empfinden. Das Licht, das anderen Menschen Lebensfreude bereitet, ist für ihn kaum noch wahrnehmbar.

Trotzdem können Sie als Angehöriger durch Ihr Verhalten den Betroffenen entlasten, indem Sie sich im Umgang mit dem geliebten Menschen bewusst machen, dass die Depression nichts mit Willensschwäche zu tun hat. Die guten Ratschläge wie „Du musst Dich eben mehr zusammenreißen", helfen eben nicht bei einer echten Depression. Ganz im Gegenteil: sie betrüben den Betroffenen noch mehr angesichts des erlebten Unvermögens, die Niedergeschlagenheit und die Antriebslosigkeit mit eigener Willenskraft überwinden zu können.

Eine Depression ist eine Erkrankung, bei der nicht nur der

Erkrankte, sondern auch Angehörige, Freunde und Kollegen Geduld aufbringen müssen, denn es dauert eine gewisse Zeitspanne, bis sich eine Besserung einstellt. Zeigen Sie, so gut wie es Ihnen möglich ist, dass Sie unterstützend und geduldig sind und den Betroffenen mit seiner Krankheit annehmen. Unterlassen Sie möglichst Vorwürfe und Kritik, sondern machen Sie deutlich, dass Sie an seiner Seite stehen.

32. Häufige Fehler im Umgang mit depressiven Menschen

Die meisten Angehörigen, Freunde und Kollegen versuchen zu helfen und sie wünschen sich, dass im Miteinander wieder Normalität einkehrt und der Betroffene sich wieder so verhalten kann, wie sie es von ihm kennen. In ihrer Hilflosigkeit begehen Sie jedoch im Umgang mit dem Erkrankten allzu leicht Fehler, welche nicht dazu führen, dass sich der Zustand verbessert. Die typischerweise vorkommenden Fehler möchte ich nun mit Ihnen näher betrachten. Vielleicht erkennen Sie ja eigene Reaktionen auf die Erkrankung wieder.

„Reiß Dich zusammen!"

Dieser Fehler kommt sehr häufig vor, weil Angehörige, Freunde und Kollegen von dem passiven und unentschlossenen Verhalten genervt sind. Sie möchten, dass sich die Person wieder wie früher verhält. Da sie selbst keine Erfahrung mit dem Erleben einer echten Depression haben und nur die gewöhnlich leichteren kurzfristigen Stimmungstiefs kennen, aus denen man mit ein bisschen guten Willen und Selbstdisziplin schnell wieder heraus kommt, glauben sie fälschlicherweise, dass Zusammenreißen ein Ausweg aus der Misere sein könnte. Solche Appelle nutzen bei depressiven Störungen nichts. Ganz im Gegenteil, sie verstärken bei dem Betroffenen bereits vorhandene, quälende Gedanken um die eigene Unzulänglichkeit:

„Es stimmt, ich tauge nichts, ich müsste besser funktionieren." Das gilt nicht nur für Pflichten, Arbeit und Leistung, sondern auch für den emotionalen Bereich. Bis zum Ausbruch der Erkrankung sind viele Betroffene ausgesprochen pflichtbewusste Menschen, die eher ihre eigenen Bedürfnisse zurückstellen als sich selbst etwas zu gönnen. Nicht selten haben sie vieles ertragen, ohne sich zu beschweren oder mal nicht zu funktionieren. Von daher wirkt das depressive Verhalten höchst ungewöhnlich. Unterlassen Sie solche gut gemeinten Appelle, denn Sie üben nur zusätzlichen Druck auf den Betroffenen aus und steigern das Leid nur noch mehr. Auch wenn Sie verständlicherweise manchmal die Geduld verlieren, versuchen Sie sich mit solchen Aussagen zurückzuhalten und verlangen Sie nicht zu viel von dem anderen.

„Lass nur, ich mach das schon."

Viele Angehörige übernehmen Aufgaben, um den Betroffenen zu entlasten, obwohl er diese durchaus auch selbst bewältigen könnte. Wenn Sie ihm solche Pflichten abnehmen, verstärkt sich nicht nur die Passivität, sondern auch das Gefühl der Wertlosigkeit. Besser ist es, wenn der Depressive Aufgaben in kleinen Schritten selbst umsetzt. Es kommt darauf an, damit zu beginnen und kleine Etappen zu meistern. Ermuntern Sie den Betroffenen dazu, eine Aktivität zumindest zu versuchen und erkennen Sie seine Bemühungen an. Passivem Verhalten sollte demgegenüber möglichst wenig Aufmerksamkeit geschenkt werden. Am besten beachten Sie es nicht und gehen darüber hinweg. Dies betrifft auch die Situation, in denen der Betroffene jammert. Allzu leicht gehen Angehörige und Freunde zu sehr darauf ein und verstärken durch die gut gemeinte Aufmerksamkeit das Klagen nur noch mehr, obwohl sie eigentlich helfen wollten. Beachten Sie eher die positiven Verhaltensweisen und Aussagen, indem Sie diese angemessen verstärken, z. B. „Prima, dass Du es immerhin versucht hast." Zeigen Sie Ihr Interesse, wenn der Betroffene mehr Zuversicht äußert. Zeigen Sie Ihre Freude, wenn der Betroffene an einem Tag aktiver sein kann und die Stimmung sich aufhellt. Es ist besser, die wünschenswerten Verhaltensweisen zu verstärken als diejenigen, die Ausdruck des depressiven Erlebens sind.

„Du brauchst mal einen Tapetenwechsel!"

Üblicherweise erholen wir uns durch einen Urlaub in den Bergen oder am Meer. Wir können von den Belastungen des Alltags abschalten und neue Energie tanken. Deswegen glauben Menschen, dass bei einem Stimmungstief die Abwechslung durch einen schönen Urlaub sinnvoll wäre. Doch für jemanden, der unter einer Depression leidet, ist eine fremde Umgebung keine Lösung. Ganz im Gegenteil, die Reise und die fremde Umgebung wirken als zusätzliche Belastung. Schon der Gedanke, die Koffer packen zu müssen, bedeutet eine unzumutbare Überforderung. Die sichere und vertraute Umgebung eines Zuhauses wirkt demgegenüber als sicherer Hort. Spaziergänge, kleine Ausflüge und überschaubare Aktivitäten sind eher geeignet, damit der Betroffene aus der Talsohle heraus findet.

„Du musst nur positiv denken, dann geht's Dir auch besser."

Wohl kaum jemand würde meinen, dass positives Denken Schaden anrichten kann. Genau dies ist jedoch der Fall, wenn man einen depressiven Menschen auffordert, positiv über sich selbst, die Welt und die Zukunft zu denken. Um herauszufinden, wie sich positives Denken auf das Befinden auswirkt, stellten kanadische Forscher Probanden die Aufgabe, wiederholt den positiven Satz „Ich bin ein liebenswerter Mensch" zu sagen. Dabei untersuchten sie zwei Gruppen: Teilnehmer mit einem hohen Selbstvertrauen und Teilnehmer mit einem geringen Selbstvertrauen. Man könnte meinen, dass die Teilnehmer mit dem geringen Selbstvertrauen von dem positiven Satz mehr profitieren müssten als diejenigen mit dem hohen Selbstvertrauen. Doch die Studienergebnisse zeigen, dass das Gegenteil der Fall ist: nur diejenigen, die bereits über ein hohes Selbstvertrauen verfügten, tat der positive Satz gut. Ihre Stimmung verbesserte sich noch mehr. Bei denjenigen hingegen, die sowieso schon ein negatives Selbstbild hatten, verschlechterte sich die Stimmung noch mehr. Vermutlich aktivierte der positive Satz Erinnerungen an vergangene Situationen, in denen sie sich nicht als liebenswerte Menschen empfanden. Unterlassen Sie besser den Versuch, jemanden mit Depressionen und Selbstzweifeln zum positiven Denken anzuregen. Es ist besser, wenn der Betroffene selbst lernt, seinen negativen Gedanken auf die Spur zu kommen und die Logik seiner Gedanken zu hinterfragen.

„Denk nicht an das Negative."

Es nutzt nichts, zu versuchen, einen Gedanken nicht zu denken. Nur unser bewusster, rationaler Verstand versteht das Wort „nicht". Unser Unterbewusstsein ist nicht in der Lage, diese Aufforderung umzusetzen. Ich schlage Ihnen vor, durch ein Experiment selbst zu überprüfen, welche Reaktion eine solche Aufforderung zur Folge hat. Beobachten Sie, was in Ihrer Gedankenwelt passiert, wenn Sie versuchen, nicht an etwas Bestimmtes zu denken.

Probieren Sie es aus, indem Sie folgende Anweisung jetzt umsetzen: „Denken Sie in der nächsten Minute nicht an einen weißen Bär!"

Was ist passiert? Sehr wahrscheinlich haben Sie es nicht geschafft, den weißen Bären aus Ihrer Gedankenwelt zu vertreiben. Ganz im Gegenteil, der Gedanke an den weißen Bären wird sich mehr oder weniger aufgedrängt haben. Wer sich zwingt, nicht an etwas zu denken, wird scheitern. Dieses Phänomen ist als „Weißer-Bär-Effekt" in der Psychologie bekannt und konnte durch viele Studien nachgewiesen werden.

„Du magst mich wohl nicht mehr!"

Nicht immer wird dieser Gedanke direkt geäußert, sondern eher indirekt gezeigt. Der emotionale Rückzug aus der Partner-

218

schaft löst beim Gegenüber leicht eine Missstimmung aus. Dabei ist depressives Erleben fast immer mit dem Verlust des emotionalen und sexuellen Interesses verbunden. Die Betroffenen leiden selbst darunter, dem Partner kaum noch Zuwendung geben zu können. Versuchen Sie, diese Symptome des Rückzugs als Zeichen der Erkrankung zu akzeptieren. Zeigen Sie trotzdem Ihre Zuwendung und Zärtlichkeit, auch wenn die Sexualität zum Erliegen gekommen ist. Reden Sie darüber und erwarten Sie keine sexuelle Leistung. Jede depressive Episode geht einmal vorbei und dann kehren gewöhnlich auch die Anziehung und das sexuelle Interesse zurück.

„Ich kann Dir aus Deinem Stimmungstief helfen."

Schlüpfen Sie nicht in die Rolle des Therapeuten. Es wird nicht klappen, denn unter Familienmitgliedern, Freunden und Kollegen bestehen andere Beziehungen mit anderen Erwartungen. Es fehlt an der notwendigen emotionalen Distanz und Neutralität, die ein Therapeut oder Arzt bieten kann. Die besondere Nähe, aber auch die typischen Verhaltensmuster, die z. B. in einer Partnerschaft vorhanden sind, verhindern, dass Sie als Therapeut erfolgreich sein können. Menschen, die psychisch erkrankt sind, müssen auch mal ihre Verzweiflung äußern dürfen, ohne befürchten zu müssen, dass sie ihr Gegenüber zu stark belasten. Psychotherapeuten haben in ihrer Ausbildung gelernt, wie sie damit umgehen können, und sie nehmen an sog. Supervisionen teil, in denen sie Gelegenheit haben, sich von eigenen emotionalen Belastungen zu befreien, um eine professionelle Empathie und Distanz beizubehalten. Bleiben Sie Ihrer Rolle als Partner, Kinder, Eltern, Freunde und Kollegen treu. Ermuntern Sie den Betroffenen, Gespräche bei einem Arzt oder Psychotherapeuten anzunehmen. Die Experten wissen, wie sie damit umgehen können, wenn z. B. Sinnlosigkeitserleben, Hoffnungslosigkeit oder Suizidgedanken im Raum stehen.

„Ich weiß über Deine Erkrankung Bescheid."

Nach dem Motto: „...dass Du Dich so und so verhältst, zeigt, dass Du die und die Erkrankung hast." Betätigen Sie sich nicht als Diagnostiker, indem Sie aus dem Verhalten des Betroffenen eine Diagnose stellen. Solche Äußerungen sind für den Betroffenen oft sehr kränkend, weil er sich auf die Erkrankung reduziert fühlt. Viele Menschen kostet es erhebliche Überwindung, sich an einen Psychiater und Psychotherapeuten zu wenden und die Erkrankung zu akzeptieren. Sie bewerten die Erkrankung selbst oft als Stigmatisierung und persönliches Versagen. Überlassen Sie die Diagnosestellung einem Facharzt und versuchen Sie, sich mit solchen Aussagen zurückzunehmen, denn sie schaden eher als dass sie nützen. Ermutigen Sie den Betroffenen bei allen – wenn auch zaghaften – Andeutungen, sich in medizinische oder psychotherapeutische Behandlung zu begeben. Nur dann, wenn sich der Betroffene sehr zurückzieht oder Suizidgedanken im Raum stehen, sollten Sie auf eine Behandlung drängen. Menschen, die von Depressionen gequält werden, leiden. Deswegen sind sie nicht abgeneigt, Hilfe in Anspruch zu nehmen, wenn jemand sie darin unterstützt. Bieten Sie an, einen Termin zu vereinbaren und den Betroffenen zu begleiten.

33. Wie können Sie sich selbst Entlastung verschaffen?

Viele Angehörige sind selbst verzweifelt, traurig, frustriert und in Sorge um den Kranken. Das ist sehr nachvollziehbar, denn eine Depression bedeutet eine enorme Herausforderung für alle, die damit konfrontiert sind. Die Betroffenen spüren diese Belastung und glauben oftmals, dass es ihren Mitmenschen besser gehen würde, wenn sie nicht mehr da wären. Jemand, der tiefer in einer Depression steckt, kann mitunter nur schwer unterscheiden, dass es nicht um ihn als Person geht, sondern um die sozialen Auswirkungen der Erkrankung, die auf ihren

Angehörigen belastend wirken. Angehörige wünschen sich nicht, ohne den geliebten Menschen zu sein, sondern einen Ausweg aus der Erkrankung, um an das gemeinsame Leben wieder anknüpfen zu können. Sprechen Sie diesen Unterschied an, wenn Sie bemerken, dass der Betroffene Ihre Gefühlsäußerungen falsch interpretiert.

Arbeiten Sie daran, die eigenen Gefühle zu akzeptieren und suchen Sie ein Gespräch mit einer vertrauten außen stehenden Person, damit sie sich selbst Entlastung verschaffen. Wenn Sie lernen, Ihre Gefühle anzunehmen und das Verhalten des Betroffenen zu verstehen, dann gelingt es Ihnen besser, mit den belastenden Situationen des Alltag zurecht zu kommen.

Wenn sich der Betroffene in ärztlicher oder psychotherapeutischer Behandlung befindet, dann können Sie ihn fragen, ob Sie als Angehöriger zu einem gemeinsamen Gespräch mitkommen dürfen. Wegen der gesetzlichen Schweigepflicht, der Ärzte und Psychotherapeuten unterliegen, ist es im Vorfeld notwendig, den Betroffenen zu fragen. Er kann seinen Arzt oder Psychotherapeuten von der Schweigepflicht entbinden. So kann beispielsweise ein Paargespräch durchgeführt werden, um zu klären, wie Sie und der Betroffene mit bestimmten Situationen umgehen können.

Verschaffen Sie sich Erleichterung und bestimmte Auszeiten, in denen Sie Ihre Hobbys, Aktivitäten und Kontakte pflegen. Stellen Sie Ihre eigenen Bedürfnisse nicht vollkommen zurück, um dem Betroffenen zu helfen. Achten Sie darauf, dass Ihre Batterie regelmäßig mit neuer Energie versorgt wird, denn es bringt niemandem etwas, wenn auch Ihre Kräfte schwinden.

34. Wie Sie den Betroffenen unterstützen können

Oft geht bereits viel Zeit verloren, bis eine depressive Störung vom Arzt diagnostiziert wird. Viele Patienten klagen zunächst über Schlafstörungen und körperliche Beschwerden, sodass es für den Arzt nicht immer leicht ist, die richtige Diagnose zu stellen. Unterstützen Sie den Betroffenen, seine Gefühle und Stimmungen dem Arzt gegenüber anzusprechen, wenn Sie feststellen, dass sich das Seelenleben verändert hat. Wenn klar ist, dass es sich um eine Depression handelt, dann ist es wichtig, den Betroffenen zu ermutigen, etwas gegen die Erkrankung zu unternehmen. Es gibt verschiedene Behandlungsmöglichkeiten: Sie reichen von einer medikamentösen Therapie mit Antidepressiva und Psychotherapie bis hin zu Selbsthilfegruppen. Helfen Sie ihm bei den ersten Schritten, begleiten Sie ihn, damit er diese Hürde überwinden kann.

Bis eine wahrnehmbare Besserung eintritt, wird es eine Weile dauern. Mitunter ist mit Wochen oder Monaten zu rechnen. Helfen Sie, dass Termine oder eine Medikationsverordnung zuverlässig eingehalten werden. Zeigen Sie Ihr Interesse, ohne sich zu sehr einzumischen, z. B. indem Sie sich erkundigen, wie der Termin beim Arzt oder Psychotherapeuten war oder wie der Betroffene mit den Medikamenten zurecht kommt und wann der nächste Termin stattfindet.

Ablenkungen und überschaubare Aktivitäten zur Unterbrechung negativer Gedanken und Grübelschleifen sind sehr hilfreich. Doch bei allen Aktivitäten sollten Sie darauf achten, dass Sie den Betroffenen nicht überfordern. Denken Sie daran, dass es viel nützlicher ist, überschaubare Aktivitäten zu unternehmen, da eine Depression sich nur in kleinen Schritten ändern kann.

Gedanken an Selbsttötung erleben viele depressiv Erkrankte. Wenn Selbsttötungsandeutungen geäußert werden, sollten diese auf jeden Fall ernst genommen werden. Dahinter steckt eine große Not und Verzweiflung. Hören Sie zu und versuchen Sie Ihren Angehörigen davon zu überzeugen, dass es wichtig ist, sich an seinen Arzt oder an einen Psychotherapeuten zu wenden, um sich helfen zu lassen. Im Ernstfall hilft oft nur ein Krankenhausaufenthalt, bei dem der Patient in einer geschützten Umgebung behandelt werden kann. Der Hausarzt oder der Facharzt kann eine Einweisung veranlassen. Falls der Patient selbst unentschlossen ist, verabreden Sie für ihn zeitnah einen Termin bei seinem Arzt und begleiten Sie ihn. Solche Unfähigkeit gegenüber Entscheidungen ist oft ein Merkmal der Depression. Mit der entsprechenden Bestimmtheit und Unterstützung gelingt es meistens, dass sich der Betroffene auf eine Behandlung einlassen kann. Wenn eine laufende Therapie bei einem Facharzt für Psychiatrie oder bei einem Psychotherapeuten durchgeführt wird, dann sollten Sie sich an ihn wenden und ihm Ihre Sorge mitteilen. Suizidgedanken sollten ernst genommen werden, insbesondere bei Männern, die allein leben, ist das Risiko erhöht. Wenn Sie über die depressive Erkrankung informiert sind, dann versuchen Sie dem Betroffenen zu helfen, indem Sie ihm vor Augen halten, dass er Geduld braucht, bis diese schlimme Zeit vorüber geht und dass man ihm helfen kann, wenn er es zulässt, diese Hilfe anzunehmen. Versichern Sie ihm Ihren Beistand und Ihre Unterstützung: „Ich bin da und gemeinsam werden wir das schaffen." Vor allem sollten Sie aufmerksam dafür sein, ob konkrete Suizidabsichten im Raum stehen. Dies ist z. B. dann der Fall, wenn sich der Betroffene von Ihnen oder anderen Menschen auf ungewöhnliche Weise verabschiedet oder Dinge verschenkt, an denen er früher sehr hing. Solche Verhaltensweisen sollten unbedingt ernst genommen werden. Sprechen Sie den Betroffenen direkt darauf an und äußern Sie Ihre Befürchtung. Rufen Sie den behandelnden Arzt an und bitten Sie ihn um Hilfe. Bleiben Sie bei dem Betroffenen und lassen Sie ihn jetzt nicht allein. Wenn notwendig, begleiten Sie ihn zum Arzt oder in die Notaufnahme einer psychiatrischen Klinik.

35. Was können Sie tun, wenn die Therapie überraschend abgebrochen wird?

Manchmal kommt es zu einem spontanen Abbruch der Therapie durch den Patienten, sowohl in der Psychotherapie als auch in der psychiatrischen Behandlung. Es ist immer wichtig, dass die Gründe für einen Abbruch mit dem jeweiligen Behandler besprochen werden. Selbstverständlich bleibt die Entscheidung beim Patienten, ob er die Behandlung weiterführen möchte. Doch ein abschließendes Gespräch sollte stattfinden, um die Gründe zu klären und eventuell die Motivation für eine Fortführung der Behandlung zu schaffen. Es kommt gelegentlich vor, dass Patienten zwar einen Termin vereinbaren, dann allerdings – ohne abzusagen – nicht erscheinen. Erkundigen Sie sich nach den Terminen und fragen Sie nach, wie der Patient die Behandlung erlebt. Das hilft, damit z. B. versteckte Probleme in der Beziehung zu dem Behandler frühzeitig erkannt werden. Unterstützen Sie den Patienten darin, auch negative Gefühle und Erlebnisse im Gespräch mit den Behandler offen anzusprechen. So besteht eine Chance auf Klärung, die einem möglichen Therapieabbruch entgegen wirkt.

Fall 7

Eine 50-jährige Arzthelferin – Angelika Z. – wurde wegen einer Depression vom behandelnden Neurologen und Psychiater zur Verhaltenstherapie an mich überwiesen. Die sehr pflichtbewusste Patientin war bis dahin niemals krankgeschrieben. Jetzt konnte sie über viele Wochen nicht arbeiten und nahm Medikamente ein. Sie berichtete, dass sie mit dem behandelnden Psychiater nicht zu Recht komme, aber wegen der Krankschreibung auf ihn angewiesen sei. In der Verhaltenstherapie fühle sie sich allerdings wohl und sie habe den Eindruck, dass ihr geholfen werde. Dann sagte Frau Z. wenige Stunden vor dem nächsten verabredeten Sitzungstermin plötzlich ab. Auf dem Anrufbeantworter war zu hören, dass ihr etwas dazwischen gekommen sei.

Zum darauffolgenden telefonisch neu verabredeten Termin erschien die Patientin wie gewöhnlich. Selbstverständlich fragte ich in dieser Sitzung nach den Gründen ihrer Abwesenheit und bat sie, die gemeinsam verabredeten Termine in der Zukunft möglichst zuverlässig einzuhalten. In dieser Sitzung äußerte die Patientin keinerlei Unmut darüber.

Doch am Anfang der nächsten Sitzung bekundete die Patientin sogleich, dass ihr die Therapie seit einiger Zeit nichts mehr bringen würde und dass sie deshalb die Therapie sofort beenden wolle. Selbstverständlich war es mir wichtig, die genauen Gründe für den plötzlichen Therapieabbruch herauszufinden. Sie wollte sich allerdings dazu nicht weiter äußern, sondern nur die Beendigung der gemeinsamen Zusammenarbeit verkünden. Mein Angebot zu einer gemeinsamen Klärung schlug sie aus. Sie verließ sofort die Praxis. Möglicherweise erlebte Frau Z. die Thematisierung der Eigenverantwortung bei der Termineinhaltung als unzumutbare Kritik an ihrer Person. Es war mir leider nicht mehr möglich, diese Hypothese für den plötzlichen Therapieabbruch zu prüfen und eventuell für den weiteren Fortschritt in der Therapie nutzen zu können, da Frau Z. die bis dato erfolgreiche Therapie völlig unvermittelt beendet hatte.

Glücklicherweise sind solche unvermittelten Therapieabbrüche ausgesprochen selten. Gerade Patienten, deren Biographie durch Beziehungsabbrüche und Erfahrungen von Ablehnungen gepflastert sind, ermuntere ich regelmäßig, sich offen zu äußern, wenn sie mit der Therapie oder mit mir unzufrieden sind. Das ist sehr wichtig, um Vertrauen aufzubauen und einem unerwünschten Therapieabbruch – wie bei Frau Z. – möglichst entgegen zu wirken und die Möglichkeit für neue korrigierende Erfahrungen in der Beziehung zu anderen Menschen zu gewährleisten. In den meisten Fällen entwickelt sich eine vertrauensvolle Beziehung, sodass Therapeut und Patient durchaus auch einmal eine Konfliktphase überstehen können. Doch unsicher gebundene Menschen, bei denen das Band des Urvertrauens in der Kindheit zwischen der Bezugsperson und dem Kind nicht geknüpft oder durch frühe Trennungserlebnisse durchschnitten wurde, neigen in ihrem Erwachsenenleben oft zum sozialen Rückzug oder gar zum überraschenden Beziehungsabbruch und fühlen sich von anderen benachteiligt, isoliert und abgelehnt. Nähe, aber auch Kritik wirkt auf sie mitunter bedrohlich. Zwischenmenschliche Konflikte halten sie schlecht aus. Sie fühlen sich leicht als Opfer anderer Menschen und der Umstände. Dies zeigt sich nicht nur im Privatleben und im Beruf, sondern auch in der Beziehung zu professionellen Helfern.

Das Risiko für einen plötzlichen Therapieabbruch ist bei Menschen mit ausgeprägten Vertrauensdefiziten relativ hoch. Partner und Angehörige können allerdings durchaus dabei helfen, dass ein drohender Therapieabbruch im Vorfeld gänzlich vermieden bzw. ein bereits erfolgter Therapieabbruch nochmals überdacht werden kann. Partner und Angehörige sind manchmal sogar die einzigen Menschen, die eine zeitlich konstante Vertrauensbeziehung zu dem Patienten aufbauen konnten. Gewöhnlich äußern Patienten mit dieser Problematik sich bei ihren Angehörigen plötzlich ärgerlich und wütend auf den Therapeuten und fühlen sich falsch oder ungerecht behandelt. Oder sie zeigen sich unerwartet enttäuscht und sagen, dass ihnen die Therapie nichts mehr bringt, obwohl schon eine spürbare Besserung eingetreten ist und sie eine ganze Weile zufrieden mit der Therapie waren. Solche Äußerungen sollten Sie aufhorchen lassen. Es ist sehr hilfreich, wenn Sie behutsam nach den Gründen fragen und Verständnis für die Gefühle aufbringen. Versuchen Sie den Erkrankten davon zu überzeugen, mit dem Therapeuten ein offenes Gespräch zu führen, statt einer Klärung aus dem Weg zu gehen.

Teil 7:
Der Umgang mit Rückfällen und die Beibehaltung des Therapieerfolgs

Bis zu diesen Zeilen sind wir bereits eine längere Wegstrecke gemeinsam gegangen. Nur noch ein kleiner Abschnitt unserer gemeinsamen Reise liegt vor uns. Ich hoffe, dass die neuen Informationen und zahlreichen Übungen dieses Selbsthilferatgebers dazu geführt haben, dass die dunklen Wolken Ihrer Erkrankung nicht mehr vollkommen das Licht in Ihrem Leben verdecken. Wenn es Ihnen mittlerweile wieder eine Weile deutlich besser geht, dann ist es an der Zeit, dass Sie sich mit der Möglichkeit eines Rückfalls in eine depressive Episode beschäftigen. Die Auseinandersetzung mit diesem Thema ist allerdings erst sinnvoll, wenn die depressive Phase eine gewisse Zeit vollkommen überwunden ist. Falls dies bei Ihnen jetzt noch nicht der Fall ist, dann sollten Sie Teil 7 dieses Ratgebers erst zu einem späteren Zeitpunkt lesen und sich momentan noch auf die Überwindung der aktuellen Episode konzentrieren. Es wäre vermessen, zu meinen, dass alle depressiven Störungen allein durch die Anwendung eines Selbsthilferatgebers zu überwinden wären, auch wenn etliche Betroffene mit einer leichten bis mittelschweren depressiven Episode sehr gut davon profitieren können. Wenn Sie momentan weiterhin unter Ihren Beschwerden leiden und bisher noch keine ärztliche oder psychotherapeutische Behandlung wahrnehmen, dann unternehmen Sie jetzt den Schritt, sich helfen zu lassen. Wenn es Ihnen wieder gut geht, dann ist es an der richtigen Zeit, sich mit dem Umgang mit Rückfällen und der Beibehaltung des Therapieerfolgs auseinander zu setzen.

Ganz wichtig ist es, dass Sie die Möglichkeit eines Rückfalls im Vorfeld berücksichtigen und Anzeichen dafür rechtzeitig erkennen. Wir werden den Ursachen auf die Spur kommen und Sie werden erfahren, was Sie dagegen tun können (36.).

Wir werden uns auf den Weg machen, die verborgene Botschaft Ihrer Erkrankung zu erkunden (37.) und zum Abschluss einen Blick in die Zukunft wagen (38.).

36. Was Sie gegen einen Rückfall tun können

„Lass Dir von der Vergangenheit nicht das Leben diktieren, aber lass sie Dir für die Zukunft einen guten Ratgeber sein."
Chinesische Weisheit

Niemand kann ausschließen, dass Sie vielleicht später nochmals eine depressive Phase erleben werden. Ein Rückfall bedeutet, dass es nach vollständiger Genesung erneut zu einer depressiven Episode kommt. Sehr häufig machen sich einige Zeit vor einem Rückfall erste Frühwarnsignale bemerkbar, wie z. B. Schlafstörungen, vermehrte Neigung zum Grübeln oder andere Anzeichen. Spätestens dann ist es wichtig, dass Sie diese rechtzeitig erkennen und angemessen darauf reagieren können, damit ein Wiederauflodern der Depression möglichst aufgehalten bzw. abgemildert werden kann. Abwarten, dass es von allein wieder besser wird, ist keine gute Strategie. Nehmen Sie solche Signale zum Anlass, die Gründe dafür aufzuspüren, um frühzeitig darauf zu reagieren. Achten Sie darauf, die verschiedenen Lebensbereiche nicht zu vernachlässigen, um einen Verstärkerverlust erst gar nicht aufkommen zu lassen. Achten Sie bei Ihren Einstellungen und Gedanken darauf, dass sich keine negativen Sichtweisen etablieren können. Die bisher neu gelernten Selbsthilfestrategien können Ihnen dabei helfen, sich möglichst frühzeitig wieder zu stabilisieren. Vor allem die Übungen, die Sie in den verschiedenen Teilen dieses Selbsthilferatgebers als besonders hilfreich bei der Überwindung der vergangenen Episode eingeschätzt haben, eignen sich zum Einstieg, um gezielt etwas zu unternehmen.

Fall 8

Frau L. – eine 49-jährige pflichtbewusste und fleißige Stationsschwester – befand sich vor acht Jahren bei mir in Verhaltenstherapie. Auslöser war damals eine massive Überforderungssituation in der Arbeit. Über Monate fehlte es an Personal und sie selbst sprang ein, um den Engpass auf ihrer Station auszugleichen. Im Rahmen der Verhaltenstherapie ging es darum, zu lernen, rechtzeitig Nein zu sagen, noch bevor sie sich selbst verausgabte und ihre Kräfte nachließen.

Nun, nach acht Jahren meldete sie sich wieder. Sie sagte: „Ich fühle mich so kraftlos und ohne Energie, wie damals als die Depression begann. Ich spüre, dass sich wieder eine Depression entwickelt." Diesmal war allerdings der Auslöser ein anderer: Sie hatte nach dem Tod des Vaters ihre 74-jährige Mutter zu sich genommen, denn sie fühlte sich für sie verantwortlich. Nun verbrachte sie die meisten Abende mit ihrer Mutter und stellte ihre Bedürfnisse zugunsten der Mutter zurück. In der Arbeit konnte sie Nein sagen, doch ihrer Mutter gegenüber gelang ihr dies nicht.

Bei Frau L. konnte eine weitere depressive Phase verhindert werden. Sie hatte rechtzeitig erkannt, dass sich ein erneutes Stimmungstief bemerkbar machte. Durch die Erfahrung der ersten depressiven Phase hatte sie ein gutes Gespür dafür entwickelt, wie sich bei ihr ein Rückfall ankündigt.

Eine Psychotherapie gilt dann als wirksam, wenn der größte Teil der Depressionssymptome mindestens sechs Monate lang gebessert werden konnte. Leider ist die Rückfallrate bei Depressionen relativ hoch. Doch was bedeutet das für diejenigen, die wiederholt von depressiven Stimmungstiefs heimgesucht werden? Senken Sie das Rückfallrisiko, indem Sie weiterhin daran arbeiten, die Selbsthilfestrategien dieses Ratgebers dauerhaft in Ihren Alltag zu integrieren. Es ist wichtig, dass Sie nicht nachlässig darin werden, auch wenn es Ihnen besser geht und die depressive Phase überwunden ist. Für den Fall, dass Sie trotzdem einen erneuten Rückfall erleiden, können Sie auch eine erneute Episode wieder besiegen bzw. diese Phase mit den bereits gelernten Strategien spürbar verkürzen.

Bei etwa der Hälfte der Patienten kommt es nach Absetzen des Antidepressivums innerhalb der nächsten ein bis zwei Jahre zu einer erneuten depressiven Episode. Dieses Rückfallrisiko kann gesenkt werden, wenn zusätzlich eine Psychotherapie – insbesondere eine Kognitive Verhaltenstherapie (KVT) – durchgeführt wird. Nach bisherigen Erkenntnissen ist darüber hinaus davon auszugehen, dass auch Achtsamkeitsstrategien und die Interpersonelle Therapie (IPT) das Erkrankungsrisiko reduzieren.

Wenn Sie mehr als eine depressive Episode hatten und die Beschwerden schwerwiegend waren und lange angedauert haben oder wenn die Symptome nie vollkommen verschwunden waren, dann wird Ihr Arzt Ihnen zu einer dauerhaften Einnahme eines Antidepressivums raten. Die langfristige Einnahme eines Antidepressivums sollte allerdings stets mit einer zusätzlichen Psychotherapie kombiniert werden, um die Selbsthilfestrategien des Patienten zu verbessern.

Manche Betroffenen neigen auch zum Wunschdenken und glauben, dass sie nie wieder eine solche Erkrankung erleiden werden, statt die Möglichkeit eines Rückfalls einzukalkulieren und sich gut darauf vorzubereiten. Machen Sie sich folgendes klar: Wer bereits einmal eine depressive Phase durchlebt hat, besitzt eine gewisse Anfälligkeit (Vulnerabilität). Ein Rückfall ist dennoch kein Beweis dafür, dass man nie wieder gesund wird und die Veränderungen sinnlos waren, an denen Sie in den letzten Wochen und Monaten gearbeitet haben. Die Tatsache, dass Sie bereits ein depressives Stimmungstief überwunden haben, zeigt, dass Sie nicht Opfer Ihrer depressiven Beschwerden sind, denn schließlich haben Sie es geschafft, sich selbst am eigenen Schopf aus dem Sumpf zu ziehen.

Kritische Lebensereignisse haben bei jedem Menschen das Potenzial, die persönliche Belastungsgrenze zu überschreiten. Bei Schicksalsschlägen haben wir selbst keinen Einfluss darauf, ob sie uns treffen und in unser Leben grundlegend eingreifen. Solche kritischen Ereignisse sind beispielsweise Scheidung, Tod einer nahe stehenden Person, schwere Krankheit, Verlust des Arbeitsplatzes, Gewaltverbrechen und viele andere Schicksalsschläge. Manche kritischen Ereignisse sind zwar vorhersehbar, wie z. B. der Auszug der erwachsenen Kinder oder ein Umzug in eine andere Stadt, gleichwohl können sie unsere Belastbarkeit auf eine harte Probe stellen.

Kritische Lebensereignisse, die eine depressive Episode auslösen können

Soziale Verluste
1. Tod einer nahe stehenden Bezugsperson
2. Schwere Krankheit einer nahe stehenden Bezugsperson
3. Trennung oder Scheidung
4. Auszug der Kinder aus dem Elternhaus
5. Umzug in eine andere Stadt

Gesundheitliche Verluste
1. Schwere plötzliche Krankheit, wie Herzinfarkt, Schlaganfall
2. chronische Krankheit, wie Allergie, Hashimoto, Morbus Parkinson
3. Verletzung durch Unfall
4. Pflegebedürftigkeit

Berufliche Verluste
1. Entlassung
2. Berentung
3. Beendigung der Ausbildung
4. Eintritt in das Berufsleben
5. Mobbing, Ausgrenzung
6. Beruflicher Aufstieg, Beförderung
7. Arbeitsplatzwechsel

Finanzielle und materielle Verluste
1. Verlust des Eigentums, z. B. durch Feuer, Diebstahl, Zwangsversteigerung
2. Finanzielle Einbußen
3. Juristische Auseinandersetzungen
4. Schulden
5. Insolvenz

Andere lebensverändernde Ereignisse
1. Geburt eines Kindes
2. Pflege eines Angehörigen
3. Heirat

Die Aufzählung ist nicht vollständig. Beim Durchsehen der kritischen Lebensereignisse haben Sie vermutlich festgestellt, dass so manches Ereignis nicht zwingend negativer Natur sein muss. Eine Beförderung oder eine Hochzeit könnte man als positiv deklarieren, doch auch ein beruflicher Aufstieg oder eine Heirat stellen Anforderungen an unsere Anpassungsfähigkeit dar. Wir geben ein Versprechen und gehen eine neue Verpflichtung ein. Eine Hochzeitsfeier kann durchaus unseren Stresspegel in die Höhe katapultieren. Versuchen Sie nicht, solchen Ereignissen ohne genaue Vorbereitung zu begegnen, sondern bitten

Sie z. B. vertraute Personen um Unterstützung, damit Sie den Stresslevel reduzieren können. Bei plötzlich eintretenden, schweren Ereignissen sollten Sie bald einen Psychotherapeuten konsultieren, damit Sie die Belastung zeitnah verarbeiten können.

Auch nach einer erfolgreichen Therapie besteht die Möglichkeit, in die alten Verhaltens- und Denkgewohnheiten wieder zurückzufallen. Das ist keine Tragödie, wenn Sie dies bald erkennen und das neu erlernte Wissen und die neu erworbenen Fähigkeiten zeitnah wieder hervorholen.

Arbeiten Sie daran, nicht nachzulassen, die erlernten Selbsthilfestrategien weiterhin konsequent umzusetzen. Denken Sie einen Schritt weiter und schätzen Sie die Möglichkeit eines Rückfalls realistisch ein, indem Sie sich gegen eine mögliche Krise in der Zukunft wappnen. Neben den Strategien, die Sie in diesem Selbsthilferatgeber kennengelernt haben, gibt es weitere zielführende Möglichkeiten, sich vorzubereiten: z. B. Nein-sagen-können, eigene Bedürfnisse wahrnehmen und umsetzen, Überstunden reduzieren, regelmäßig Sport treiben.

Die folgende Übung dient dazu, genaue Vorbereitungen zu treffen. Anhand der neu erworbenen Kompetenzen und Ihrer Erfahrungen können Sie nun konkrete Maßnahmen planen. Auf diese Weise übernehmen Sie Verantwortung für Ihr eigenes Befinden und nehmen Ihr Schicksal selbst in die Hand.

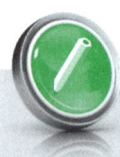

Übung 32
Mein Sieben-Punkte-Plan
zur Vorbeugung eines Rückfalls

Bereiten Sie sich schon jetzt vor, um auf einen Rückfall rechtzeitig zu verhindern.
Notieren Sie die sieben wichtigsten Maßnahmen:

1. _____

_____

2. _____

_____

3. _____

_____

4. _____

_____

5. _____

_____

6. _____

_____

7. _____

_____

Zwei Seelen schlagen in meiner Brust

Es begab sich zu einer Zeit, in der das Licht die Finsternis verdrängte, als ein alter Eskimo seinem Enkel zwei Figuren übergab, die er aus den Knochen eines Eisbären geschnitzt hatte: „Das sind die zwei Seelen, die in meiner Brust schlagen. Der eine ist der Eisbär der Dunkelheit, der Angst, der Trübsal und des Misstrauens. Der andere ist der Eisbär des Lichtes, des Mutes, des Vertrauens, der Lebensfreude und der Liebe. Zeit meines Lebens kämpften sie immer wieder gegeneinander." Der Enkel betrachtete interessiert die Figuren. „Großvater, sie sehen beide so kräftig aus. Welcher Eisbär gewinnt?" fragte der Enkel. „Der, den ich füttere", antwortete der alte Eskimo.

37. Die verborgene Botschaft der Depression erkennen

Jegliche körperliche und seelische Beschwerden erfüllen einen gewissen Sinn in unserem Leben, auch wenn wir sehr darunter leiden. Nehmen wir als Beispiel Fieber: Fieber vermittelt uns, Bettruhe zu bewahren, um dem Körper die Gelegenheit zu geben, einen Infekt ausheilen zu lassen. Handeln wir dem Verlangen unseres Körpers zuwider und treiben Sport, so kann dies zu einer Verschlimmerung der Krankheit oder gar zu einer Herzmuskelentzündung führen. Schmerzen im Bereich der unteren Wirbelsäule können uns mitteilen, dass wir zu viel am Schreibtisch gesessen haben und uns zu wenig körperlich bewegt haben. So signalisieren uns auch Depressionen, worauf wir in unserem Leben aufmerksam werden sollten.

Wenn Sie Ihre depressive Phase überwunden haben, ist jetzt der richtige Zeitpunkt, um die überfälligen Veränderungen in Ihrem Leben anzugehen. Entscheidungen brauchen eine Portion Antrieb, Entschlusskraft und Optimismus. Fähigkeiten, zu denen Sie während des Stimmungstiefs nur wenig Zugang hatten, sind nun wieder für größere Veränderungen verfügbar. Nutzen Sie nun die gute Phase, um neue Wege zu beschreiten. Tun Sie Dinge, die Sie schon lange hinten angestellt haben und achten Sie darauf, Ihre eigenen Bedürfnisse wahrzunehmen und in die Tat umzusetzen. Wenn Sie beispielsweise dazu neigen, sich zu überfordern und sich zu sehr für andere aufzuopfern – in der Familie und der Arbeit – dann üben Sie öfters „Nein" zu sagen, statt allen anderen, nur nicht sich selbst, gerecht zu werden.

Betrachten Sie ein Stimmungstief als einen Seelenschmerz, der Ihnen signalisiert, Ihr Leben, Ihre Einstellung zu sich selbst, zu anderen und Ihrer Zukunft zum Besseren zu ändern und zwar in der Weise, wie es gut für Sie ist und für die Menschen, die Sie lieben.

In den meisten Fällen gibt es Lebensbereiche, die nicht in Ordnung sind und einer Veränderung bedürfen, damit das Licht unserer Stimmung wieder hell leuchten kann und die Freude unser Leben auf Dauer durchdringt.

Erst wenn die Symptome des Leidens abgeklungen sind, hilft es, sich nach dem Sinn des depressiven Geschehens zu fragen. Unser Körper lügt nicht, sondern er kommuniziert über Symptome mit uns. Er möchte uns etwas mitteilen. Finden Sie heraus, was Ihr Körper Ihnen signalisieren wollte, als er mit einer depressiven Episode reagierte. Wenn Sie seine Botschaft verstehen können, dann gelangt diese wichtige Information von der unbewussten Ebene auf die bewusste Ebene, was Ihnen die Möglichkeit gibt, nun entsprechend zu handeln, um in der Zukunft das Leben auf ein festes Fundament zu stellen.

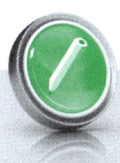

Übung 33
Die verborgene Botschaft erkennen

Nehmen Sie sich ein paar Minuten Zeit, in denen Sie sich damit beschäftigen, welchen Sinn und Zweck die depressiven Symptome in dem zurückliegenden Lebensabschnitt erfüllt haben. Die folgenden Fragen dienen als Anregung dazu, die hinter den Beschwerden liegende Botschaft zu entdecken:

Welche Botschaft hat mein Körper an mich gerichtet?

_____

_____

_____

Wovor haben mich die Beschwerden geschützt?

_____

_____

_____

Wovon haben mich die Beschwerden zurückgehalten?

_____

_____

_____

Wozu war das körpereigene Bremsmanöver gut für mich?

_____

_____

_____

38. Ein Blick in die Glaskugel: Die Zukunft

„Die Zukunft ist als Raum der Möglichkeiten,
der Raum unserer Freiheit."
Karl Jaspers (deutscher Psychiater und Philosoph, 1883-1969)

Wie schön wäre es, wenn wir die Glaskugel einer Wahrsagerin in den Händen halten würden. Wir wären in der Lage, unsere Zukunft vorherzusagen. Stellen Sie sich vor, Sie könnten sehen, ob Sie jemals wieder in ein depressives Stimmungstief geraten, und wodurch es ausgelöst wurde. Der Blick in die Zukunft könnte Ihnen verheißen, wann genau Sie die Talsohle durchstehen und Sie wieder voll im Fluss des Lebens eintauchen werden. Prognosen im Einzelfall sind selbst für erfahrene Psychiater und Psychotherapeuten ein schwieriges Unterfangen. Die Experten tun ihr Bestes, doch die Kriterien sind nicht verlässlich genug, um Fehlprognosen auszuschließen. Als angehende Psychotherapeutin arbeitete ich eine zeitlang im Maßregelvollzug. Dort sind psychisch kranke Menschen, die eine Straftat begangen haben, untergebracht. Sie haben Anspruch auf eine Therapie und der Zeitraum ihrer geschlossenen Unterbringung ist höchst ungewiss. Ärzte und Psychotherapeuten, die dort arbeiten, haben neben dem Auftrag der Therapie einmal im Jahr die schwierige Aufgabe, festzustellen, ob eine weitere Unterbringung noch erforderlich ist. Auch ich musste Stellung dazu nehmen, ob verantwortet werden kann, zu erproben, dass ein Patient – mit diesem oder jenem Delikt und dieser und jener schweren psychischen Störung – außerhalb des Maßregelvollzugs keine rechtswidrigen Taten mehr begehen wird. Eine Faust'sche Gretchenfrage, die zu einer klaren Stellungnahme zwingt. Welche Bürde, welche Verantwortung, welches Risiko? Wer mag sich da schon festlegen? Tatsache ist, dass wir uns, ob Wissenschaftler, Psychiater oder Psychotherapeuten, in einer Situation der relativen Unsicherheit wägen, wenn wir die

Zukunft sicher prognostizieren wollen. Es ist eine Illusion, davon auszugehen, dass jeder Risikofaktor erkannt werden kann. Wir bewegen uns stets in einem äußerst unsicheren Terrain. Niemand kann die Zukunft sicher vorhersagen.

So ist es auch nicht hundertprozentig möglich, zu prognostizieren, ob Sie unter einer erneuten depressiven Episode betroffen sein werden oder nicht. Niemand hält solch eine Glaskugel in seinen Händen. Und trotzdem können wir in einem gewissen Rahmen ein paar Vorbereitungen treffen, um unsere Zukunft in einem gewissen Rahmen nach unseren Vorstellungen zu gestalten.

Übung 34
Vorbereitung auf die Zukunft

Die folgenden Fragen dienen als Vorbereitung auf die Zukunft.
Bitte beantworten Sie die Fragen so konkret wie möglich:

1. Wie möchte ich mich zukünftig
   in welchen Situationen verhalten?

   _____

   _____

   _____

2. Welche Vorteile und welche Nachteile habe ich,
   wenn ich mich in dieser Weise verhalte?

   _____

   _____

   _____

3. Wie kann ich dafür sorgen, dass ich diese neuen
   Verhaltensweisen beibehalte?

   _____

   _____

   _____

4. Welche alten Verhaltensgewohnheiten möchte ich
   in welchen Situationen zukünftig unterlassen?

   _____

   _____

   _____

5. Woran merke ich, dass sich diese alten Verhaltensgewohnheiten wieder einschleichen?

   _____

   _____

   _____

6. Was kann ich konkret unternehmen,
   wenn diese alten Gewohnheiten auftreten sollten?

   _____

   _____

   _____

7. Was kann ich tun, wenn ich merke, dass ich schon
   seit einer gewissen Zeit wieder in meinen alten
   Verhaltensgewohnheiten lebe?

   _____

   _____

   _____

Betrachten wir die Zukunft als Raum von möglichen Ereignissen, dann existiert ein Spielraum mit Wahlmöglichkeiten, der nicht unabhängig ist von unseren eigenen Zukunftswünschen. Wenn Ihre Einstellungen in Bezug auf die Zukunft nicht grundsätzlich von Furcht und Misstrauen geprägt sind, dann werden Sie Chancen erkennen. Mit einer gesunden Portion realistischem Optimismus können Sie zuversichtlich in Ihre Zukunft blicken.

Buddhas Probe

Eines Tages, so wird von Buddha erzählt, sei er von einem Mann auf übelste beschimpft und angespuckt worden. Ein Jünger Buddhas, der unmittelbarer Zeuge dieses Vorfalls war, reagierte wütend und wollte gegen den Missetäter vorgehen. Doch Buddha hielt seinen Jünger zurück, lächelte den Mann an und sagte: „Mein Herr, Sie haben mir einen großen Dienst erwiesen, denn seit einiger Zeit frage ich mich, ob ich noch ärgerlich werden kann. Vielen Dank für diese Erfahrung, denn ich stelle nun fest, dass dies nicht der Fall ist. Es wäre schön, wenn Sie bei Gelegenheit wieder kämen, um mich erneut auf die Probe zu stellen."

Diese Geschichte aus dem Leben von Buddha macht deutlich, dass es nicht die Ereignisse oder die anderen Menschen sind, die uns verletzen, verärgern oder wütend machen, sondern die Art und Weise, wie wir die Ereignisse interpretieren und auf sie reagieren. Sie müssen nicht die Vollkommenheit von Buddha erlangen, um emotional gelassener mit den Geschehnissen in Ihrem Leben umzugehen. Wenn es Ihnen gelingt, den Zusammenhang zwischen Ihrem Denken und Ihrer Gefühlswelt zu erkennen und zu nutzen, dann sind Sie schon auf dem richtigen Weg.

Noch ein Wort zum Schluss:

Unsere gemeinsame Reise ist hier zu Ende. Nun ist es an der Zeit, dass Sie sich mit Ihrem Rucksack, gefüllt mit neuen Erkenntnissen und Fähigkeiten, auf Ihren weiteren Weg begeben. Sie werden dabei andere Begleiter treffen, von denen Sie viel Neues hinzulernen können, wenn Sie offen und bereit dafür bleiben.

Mir ist bewusst, dass ich mit diesem Selbsthilferatgeber nicht all Ihre Fragen beantworten konnte. Einige Probleme, auf die Sie vielleicht eine Lösung erwartet haben, habe ich nicht angesprochen. Dafür möchte ich mich bei Ihnen entschuldigen. Aufgrund meiner langjährigen Arbeit als Psychotherapeutin weiß ich, dass jeder Mensch, der unter einer Depression leidet, eine individuelle Lebensgeschichte und ein ganz eigenes Schicksal zu tragen hat. Die Fallgeschichten in diesem Buch zeigen einen kleinen Ausschnitt, wie unterschiedlich die Probleme des Einzelnen gelagert sind. Jedem Menschen, der unter einer Erkrankung leidet, gebührt eine einzigartige Betrachtung und eine entsprechend auf ihn zugeschnittene Therapie. Selbstkritisch und demütig erkenne ich, dass mir dies nicht immer möglich ist, auch wenn ich fortwährend daran arbeite. Auch dieser Selbsthilferatgeber, dem Sie Vertrauen geschenkt haben, kann nicht all Ihre Fragen und Probleme abdecken, auch nicht sämtliche Selbsthilfestrategien.
Ich habe eine gewisse Auswahl getroffen, die nicht vollkommen ist. Viele weitere Behandlungsalternativen haben sich als wirksam erwiesen: So habe ich z. B. das Selbstsicherheitstraining ausgelassen, was besonders wichtig ist bei Menschen, denen es an sozialen Kompetenzen mangelt, wie Nein sagen zu können, eigene Bedürfnisse zu äußern, Forderungen zu stellen oder eigene Gefühle anderen gegenüber auszudrücken. So habe ich die vielfältigen medizinischen Behandlungsmöglichkeiten, wie die Einnahme von Antidepressiva, in diesem Selbsthilferatgeber

nicht ausführlich behandelt. Auch neuere Therapiemethoden, die noch nicht ausreichend wissenschaftlich untersucht sind, haben das Potenzial, bei depressiven Störungen hilfreich zu sein. Auch sie blieben unerwähnt.

Trotzdem hoffe ich, dass meine Auswahl an Selbsthilfestrategien für Sie hilfreich war, um dazu beizutragen, wieder Licht in Ihr Leben zu bringen.

Am Ende unserer gemeinsamen Reise möchte ich mich bei Ihnen für Ihre Aufmerksamkeit bedanken, die Sie meinen Worten geschenkt haben, und ich wünsche Ihnen für Ihren weiteren Weg, dass Sie mit den Selbsthilfestrategien wertvolle Werkzeuge mit sich führen, die Sie auf Ihrem weiteren Lebensweg mit sich führen. Der natürliche Lauf des Lebens ist stets von Höhen und Tiefen geprägt.

In diesem Sinne möchte ich mich mit einer Botschaft von Ihnen verabschieden. Vielleicht begleitet Sie diese Botschaft ab und zu auf Ihrem ganz persönlichen Weg, wenn dunkle Wolken Ihnen die Sicht nehmen:
„Achten Sie auf das Licht, das sich in schwierigen Lebensphasen hinter den Wolken verbirgt. Es ist da, auch wenn Sie es manchmal nicht sehen können."

Ihre Dr. Christina M. Wiesemann

Literaturverzeichnis

Dilling H, Mombour W. & M. H. Schmidt
Internationale Klassifikation psychischer Störungen –
Kapitel V (F) Klinisch-diagnostische Leitlinien.
Hans Huber Verlag, Göttingen, 1991.
Dieses Klassifikationssystem der Weltgesundheitsorganisation
benutzen Ärzte und Psychotherapeuten zur Einordnung psy-
chischer Erkrankungen in der Forschung und in der Praxis.

Grawe, K.
Neuropsychotherapie.
Hogrefe Verlag, Göttingen, 2004.
Das Buch bietet Psychotherapeuten und Ärzten einen fundierten
Einblick in die neuronalen Prozesse und Strukturen psychischer
Störungen. Klaus Grawe, der an der Universität in Bern und am
Institut für Psychologische Therapie in Zürich tätig war, ist es
gelungen, eine Lücke zwischen dem Fachgebiet der Neurowissenschaften und der Psychotherapie zu schließen. Grawe
zeigt auf, welche neuronalen Korrelate bei verschiedenen
psychischen Störungen auszumachen sind und welche Schlussfolgerungen sich aus den Befunden der Neurowissenschaften
für die Psychotherapie ergeben.

Hautzinger M. Stark W. & R. Treiber
Kognitive Verhaltenstherapie bei Depressionen.
PVU, München, Weilheim, 1989.
Dieses Buch richtet sich vor allem an Berufsgruppen, die mit
depressiven Menschen arbeiten. In der Reihe „Materialien für
die psychosoziale Praxis" erfüllt das Buch die Ansprüche, die
für praktisch Tätige relevant sind. Der Therapeut bekommt
konkrete Handlungsanleitungen für die Umsetzung des Manuals.
Die Bausteine sind klinisch und empirisch erprobt. Ich habe
dieses Programm mit einigen Abwandlungen in der Klinik für
Psychiatrie und Psychotherapie des Universitätskrankenhauses

Eppendorf in Hamburg bei Patienten mit depressiven Störungen als Gruppenprogramm eingeführt und erprobt und damit gute Erfahrungen machen können. In dem vorliegenden Ratgeber habe ich die Bausteine als Selbsthilfestrategie für betroffene Patienten vermittelt.

Nuber U.
Die verkannte Krankheit – Depression:
Wissen, behandeln, mit der Krankheit leben.
Kreuz Verlag, Zürich, 1991.
Die Autorin ist Diplom-Psychologin und arbeitete in der Forschung an der Universität in München. Sie hat umfangreiche Erfahrungen als Redakteurin im Bereich der Psychologie. Die diagnostische Einteilung depressiver Erkrankungen ist zwar nach heutigem Stand veraltet, doch trotzdem fand ich dieses Buch sehr lesenswert, insbesondere weil es Ursula Nuber gelungen ist, die verschiedenen Facetten depressiver Erkrankungen herauszuarbeiten. Das Buch richtet sich an Betroffene.

Schwartz D.
Gefühle erkennen und positiv beeinflussen.
mvg-Verlag, München, Landsberg am Lech, 1994.
Der Autor ist Jurist und Psychotherapeut. Er vermittelt den Ansatz der Rational-Emotiven-Therapie des amerikanischen Psychotherapeuten Albert Ellis. Albert Ellis ist einer der Begründer der Kognitiven Therapie. Das sog. ABC-Modell geht auf ihn zurück. Das Buch richtet sich in erster Linie an Menschen, die unter negativen Gefühlszuständen vielfältiger Art leiden.

Wiesemann C.
Grübeln stoppen – Sorgen vertreiben.
Arps-Verlag, München, 2011.
In der Zeitschrift „Psychologie heute" werden regelmäßig interessante Neuerscheinungen zu psychologischen Themen bewertet. Dieses Hörbuch wurde in der Zeitschrift besprochen.

Selbsthilfe-Ratgeber als Hörbuch

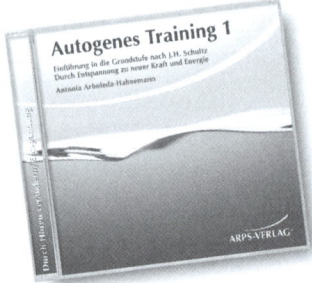

A. Arboleda-Hahnemann
Autogenes Training 1
1 CD, 1:18 Std.
(D) 14,90 €
ISBN 978-3-939306-02-3

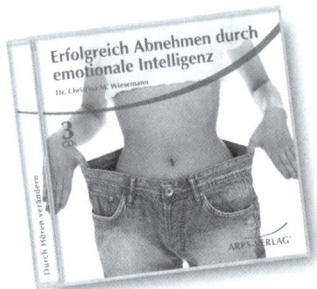

Dr. Christina Wiesemann
Erfolgreich Abnehmen
3 CDs, 3:14 Std.
(D) 24,90 €
ISBN 978-3-939306-17-7

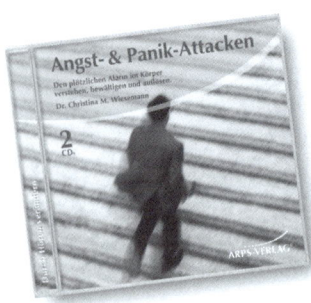

Dr. Christina Wiesemann
Angst- & Panik-Attacken
2 CDs, 2:36 Std.
(D) 24,90 €
ISBN 978-3-939306-05-4

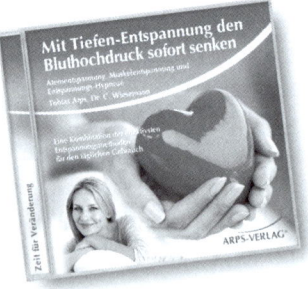

Tobias Arps, Dr. C. Wiesemann
**Mit Tiefen-Entspannung den
Bluthochdruck sofort senken**
1 CD, 1:18 Std.
(D) 14,90 €
ISBN 978-3-939306-29-0

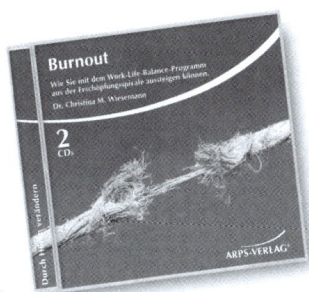

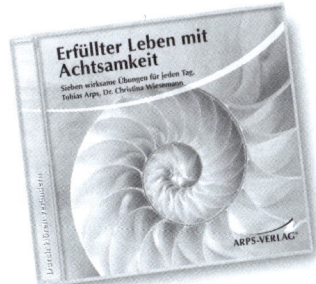

Dr. Christina Wiesemann
Burnout
2 CDs, 2:36 Std.
(D) 24,90 €
ISBN 978-3-939306-16-0

Tobias Arps
Erfüllter Leben mit Achtsamkeit 1 CD, 1:18 Std.
(D) 14,90 €
ISBN 978-3-939306-18-4

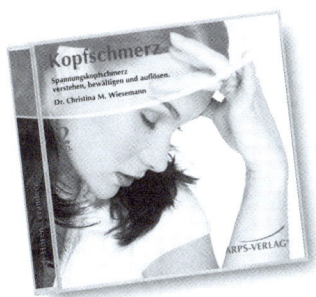

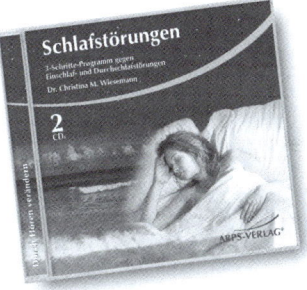

Dr. Christina Wiesemann
Kopfschmerz
2 CDs, 2:36 Std.
(D) 24,90 €
ISBN 978-3-939306-19-1

Dr. Christina Wiesemann
Schlafstörungen
2 CDs, 2:34 Std.
(D) 24,90 €
ISBN 978-3-939306-07-8

www.arps-verlag.de

Über die Autorin

Dr. phil. Dipl.-Psych. Christina M. Wiesemann

Geb. 1965, studierte Psychologie in Münster / Westfalen und promovierte in Hamburg. Dr. Wiesemann verfügt über sehr umfangreiche Erfahrungen in der ambulanten und stationären Psychotherapie verschiedenster psychischer Störungen, im wissenschaftlichen Bereich sowie in der Aus- bzw. Weiterbildung und Supervision.

Sie war in folgenden Kliniken als Mitarbeiterin tätig:

- Klinik und Poliklinik für Psychiatrie der Westfälischen Wilhelms-Universität in Münster
- Westfälisches Zentrum für Forensische Psychiatrie des Landschaftsverbandes Westfalen-Lippe in Lippstadt
- Klinik für Psychiatrie und Psychotherapie des Universitäts-Krankenhauses Eppendorf in Hamburg

Dr. Wiesemann hat sich in folgenden psychotherapeutischen Verfahren bzw. Methoden qualifiziert:

- Verhaltenstherapie (seit 1993 Zulassung i.R. der vertragsärztlichen Versorgung)
- Klinische Hypnose (nach Milton Erickson)
- Kommunikations-, Paar- und Sexualtherapie
- EMDR (Traumatherapieverfahren nach Shapiro)
- Neuro-Psychologische Integration (NPI), ein von Dr. Wiesemann neu entwickeltes Therapieverfahren.

In ihrer empirischen Arbeit zur Erlangung des Titels zur Doktorin der Philosophie untersuchte sie die Indikation für stationäre und ambulante Verhaltenstherapie.

Heute ist Dr. Wiesemann als approbierte Psychologische Psychotherapeutin mit eigener Praxis in München niedergelassen.